JN017452

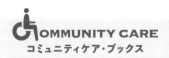

COMMUNITY CARE
コミュニティケア・ブックス

MANAGEMENT
STRATEGY

訪問看護ステーションの
経営管理

渡邉尚之 [著]

日本看護協会出版会

はじめに

　本書は経営や数字に対する苦手意識を持つ多くの看護師の皆様に、訪問看護ステーションの経営に関心を持ってもらうことを目的として執筆しました。

　訪問看護は、その事業を通じて自身の思い描く理想の看護を追求することのできる仕事です。訪問看護ステーションの経営者・管理者の皆様はそうした理想の実現のために日々、努力されていると思います。一方で、理想を実現するためには、安定した「経営」をしなければなりません。もし、経営管理がうまくいかなければ利用者へ継続して安定的に訪問看護サービスを提供することはできないでしょう。

　ところで、筆者はもともと看護師として病院勤務をしていました。その後、縁あって経営や会計について学ぶ機会があり、現在は公認会計士・税理士として訪問看護ステーションの経営支援を行っています。しかし、看護師として働いていた当時は、経営のことなどまるで考えていませんでした。一般的に看護学校では経営に関する勉強はしませんし、病院などでも学ぶ機会はほとんどありません。こうした自身の経験とその後の公認会計士・税理士としての仕事を通じて、看護師の多くが経営や数字に対する苦手意識を持っていることを実感しました。そこで、看護師が訪問看護ステーションの経営を一から学べるよう、本書の執筆に至りました。

　本書の主な内容は、株式会社日本看護協会出版会の月刊誌『コミュニティケア』に連載された「訪問看護ステーションの経営戦略」を基に加筆・修正し、インボイス制度等の時流に沿ったテーマと、創業計画書作成のポイント、実践的な決算書の読み解き問題などを新たに加え、書籍化したものです。本書の出版にあたり、株式会社日本看護協会出版会の編集部の皆様にはお世話になりました。全体の構成から細部の確認まで随所に的確なサポートをしていただき、大変感謝しております。

　筆者は、看護師が経営の世界に足を踏み出すことで、訪問看護の未来はさらに広がるものと確信しています。本書が皆様にとって、経営や数字に対する苦手意識の解消と、訪問看護ステーションの安定経営の実現に向けたヒントとなれば幸いです。

2024 年 3 月

渡邉尚之

目次

1章 経営に必要な知識と手法

2章　訪問看護ステーションの決算書分析

3章　訪問看護ステーションの事業承継

＊本書は、小社の月刊誌『コミュニティケア』に連載された「訪問看護ステーションの経営戦略」（2018年1月号～ 2020年9月号）ならびに同誌
2020年6月臨時増刊号および、特集記事などを基に、新たな情報の加筆と更新を行って書籍としてまとめたものです。

1章

経営に必要な知識と手法

1 経営者・管理者に求められる視点

看護師は経営管理が「苦手」?

　訪問看護ステーションには、人員基準上、専従かつ常勤の保健師または看護師である管理者の配置が必要です。管理者は、能力要件として「適切な指定訪問看護を行うために必要な知識及び技能を有する者であること」が求められています。

　これは、広義に捉えると、利用者への訪問看護サービス等の運営管理のみならず、財務・人事労務・マーケティングなどの経営全般についての管理能力があることが望ましいとされているといえるのではないでしょうか。それらがおぼつかなければ、経営困難に陥る可能性があります。

　しかし実際は、訪問看護ステーションの経営者・管理者の大半は経営について専門的に学ぶ機会がほとんどありません。多くの管理者が、経営についての漠然とした不安を抱えたまま管理業務を行っているのが現状です。そのため、管理者の中には経営"管理"に苦手意識を持っている人も少なくありません。

ステーション経営は難しい——1年間で793件が廃止・休止

　一般社団法人全国訪問看護事業協会の調査によると、全国の訪問看護ステーション数（稼働数）は、2023年4月1日現在で15,697件です（表1）[1]。1年間の新規開設数は1,968件と2,000件近くになります。しかし、廃止は568件、休止は225件で、これらの合計は793件に上ります。1,968件の新規参入がある一方で、793件が廃止・休止していることからも、訪問看護ステーション経営が決して楽なものではないという現実を実感されるのではないでしょうか。

　訪問看護ステーションの最大の使命は「事業の継続」だと言うこともできます。ステーションの開設は、法人にのみ認められています。個人開業を認めていない理由は、法人経営のほうが、経営が属人的になりにくく、安定性や信頼性が高いためです。つまり、訪問看護ステーション事業は「継続」を前提とすること*を社会から期待されているのです。

　訪問看護ステーションが事業を廃止・休止した場合、利用者はもちろん、従業員とその家族や取引先など、周囲に与える影響は決して小さくはありません。そのため、事業継続は、訪問看護ステーション経営において最重要事項といえます。

*
法人経営は永遠に続く前提に立つという考え方を、経営用語では「継続企業の前提（ゴーイングコンサーン）」といいます。

表1 | 2023年訪問看護ステーション数

2023年4月1日現在の計（届出数・休止数は年度末現在累計数、4月1日指定を含む）			2022年度中の新規ならびに廃止数合計			対前年増減数			2022年4月1日現在の計			2022年度内、開設年度中の廃止数
稼働数	届出数	休止数	新規数	廃止数	休止数	稼働数	届出数	休止数	稼働数	届出数	休止数	
15,697	16,155	458	1,968	568	225	1,393	1,393	0	14,304	14,762	458	43

〈出典〉一般社団法人全国訪問看護事業協会：令和5年度 訪問看護ステーション数 調査結果, 2023. より一部抜粋

　　　当然ながら、訪問看護ステーション経営者・管理者の皆さんは、外部から指摘されるまでもなく事業継続に注力しているでしょう。しかし一方で、「事業を続けたい」という思いだけでの継続は難しいことは、前出のデータからも推察できます。

看護師のアセスメント能力は経営管理に適している

　　　筆者は看護師としての臨床経験を経て公認会計士・税理士となったため、看護学と経営学の両方を学んだ経緯があります（経営学は公認会計士の試験科目であり、この試験は論文記述式で計5時間にも上ります）。その経験から感じるのは、看護師のアセスメント能力は経営管理に適しているということです。

　　　看護師は日常的にバイタルサイン測定や検査データに基づく判断をしているため、数字の重要性を読み解く力に優れています。また、看護過程等を通じて利用者にとって何が必要で何が最適かを論理的に考える思考力が養われている点も、経営管理において大きく役立ちます。つまり、看護師として利用者の状態を観察し、数値を読み解き、仮説を立てて改善に向けアプローチするプロセスは、経営学の基本的な思考過程と非常に近いといえます。

経営に関する知識の必要性

　　　とはいえ、看護師が経営管理に向いていたとしても、いわゆる"勘所"のような要点を理解できていなければ、看護師として培った論理的な思考力や基本的な数値の読解についてのセンスを生かすことはできません。そのため、経営に関する必要最低限の知識は不可欠です。

　　　看護でも、例えば利用者が呼吸困難を訴えたときに、看護師はS_pO_2を測定しその数値に着目するのが当然の対応である一方、医療の知識がない人は「S_pO_2」という単語すらわからず、その数値の意味も理解できません。S_pO_2が仮に80％台だったとしても、それを問題点として気に留めることはできないのです。経営についても、同様のことがいえます。

　　　そこで、訪問看護ステーション経営者・管理者は、ステーションの経営に必要な知識と実践力を身につけることが重要です。とはいえ、経営学全般について基礎から学習するのは、不必要な部分も多く、非効率だと考えます。これは、利用者にとって必要な知識や技術は医学全般ではなく、自身の健康管理に関連

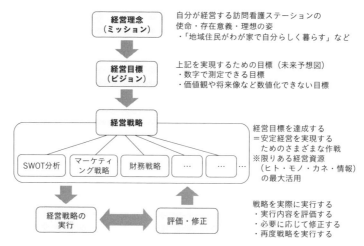

図1│訪問看護ステーションの経営戦略の全体像

する内容で十分であるのと同様です。

経営戦略=安定経営実現のための作戦

経営戦略とは、「事業継続に必要な安定的な経営を実現するためのさまざまな作戦」だといえます（図1）。

多くの訪問看護ステーションでは、開設にあたって希望に満ちた理念を持ち、その実現のためのビジョンを描き、目標達成に向けて日々運営されていることでしょう。同時に、経営者・管理者は目標が達成されるよう、経営をより安定させたいと考えているのではないでしょうか。そのために、例えば「もっと看護師を採用し人員不足を解消したい」「利用者を増やしたい」「利益を増やして資金繰りを楽にしたい」といった考えを持っていたり、あるいは漠然と経営に関する不安を抱えていたりするかもしれません。これらは一般に「経営課題」と呼ばれます。さまざまな取り組みによってその解決をはかり、課題を1つひとつ乗り越えながら、持続可能な安定経営が少しずつ実現されていきます。経営理念の実現・経営目標の達成のために経営課題を解決する取り組みのプロセスと作戦こそが経営戦略の全体像だといえます。

もちろん、「作戦」は立案しただけでは効果はありません。それらを実行し、実際の業務に生かしながら評価・修正を行う中で、効果が波及していきます。これは業務改善の際などに用いられるPDCAサイクルに近い考え方です。

「彼を知り己を知れば百戦殆うからず」という、孫子の有名な言葉があります。経営においても周囲の環境を知り、自ステーションの課題解決のための戦略を立案し、しっかりと実行すれば、解決・改善できることは多々あります。

引用文献

1）一般社団法人全国訪問看護事業協会：令和5年度 訪問看護ステーション数 調査結果.
　https://www.zenhokan.or.jp/wp-content/uploads/r5-research.pdf［2023.12.20 確認］

2 訪問看護ステーションの経営理念

皆さんの訪問看護ステーションに「経営理念」はありますか？

経営理念とは、端的にいえば「訪問看護ステーションという事業を通じて何をしたいか」という"思い"です。法人の存在意義といってもよいでしょう。最近では「クレド」*と呼ぶ会社もあります。

この経営理念について、「抽象的でよくわからない」「必要だとは思うが、決め方がわからない」といった声も多く聞かれます。

ラテン語で「信条」の意味

経営理念が必要な理由——"行き当たりばったり経営"のリスク

ほとんどの病院には理念があります。病院での勤務経験などを振り返るとイメージしやすいと思います。時々、「病院の理念と経営理念は違うのではないか」という質問がありますが、病院も収益を上げ、利益を得なければ倒産してしまいます。経営活動を行う点では共通しており、病院の理念も経営理念といえます。

過去に勤務した病院などで、この「理念」を唱和したこと、あるいは1ページ目に理念が掲載された「職員心得」のような小冊子を配布されたことはありませんか？　筆者の以前の勤務先では、隔週月曜日の朝礼で全社員が経営理念を唱和していました（今でも暗記しています）。

このように経営理念を掲げ、それを浸透させる意味や効果はどこにあるのでしょうか。経営理念がなければ、経営者自身がなんのために事業を行っているかの目的を見失う可能性があります。また一緒に働くスタッフとステーションや創設者の考え・価値観などを共有することもできません。さらに利用者やその家族・外部業者などにも自ステーションの存在意義を理解してもらうことも難しいでしょう。ステーションの思いを表現した経営理念があれば、そのステーションが何を大切にしているのか、利用者にどんな看護を提供したいのかという価値観をスタッフと共有し、同時に利用者や地域へアピールすることができます。

つまり、経営理念を掲げることで、経営において1本の大きな「柱」ができるのです。この柱がないと、理念の一貫しない"行き当たりばったり経営"となる危険性があります。そのため、訪問看護ステーションが経営理念を掲げることは重要だといえます。

- 老いる事に不安を感じず、他人に助けを求める事に後ろめたさを感じず、一人暮らしの老後を心配する事のない社会にする為に必要なサービスを追求し、創造する。
- 全ての人に"家に帰る"選択肢を
- 「安全」「安心」「希望」「笑顔」
  住み慣れた地域で自分らしい生活と自己実現をサポートする
- 私達は、三方よしの理念で在宅介護の向上に努めます
  ※三方よし：利用者よし、社員よし、社会よし
- 私たちは利用者の皆様の視点に立ち信頼される良質な訪問看護を提供いたします
- 「あんしん」「なっとく」「教育」
  全ての方の「笑顔」のために。
- 働く仲間に感謝し共に成長し、心地よい職場と社員全員の幸せを追求します。
  超高齢社会の生きる力となり、生きる希望を創造し、年とともに幸福度が向上する明るい未来創りに貢献します。
- 関わる人々に「安心」と「希望」を届ける「懸け橋」となります
- からだ、こころ。看る。和で輪で。

経営理念のつくり方

　経営理念は事業への思いを示すものなので、決まった作成手順があるわけではありません。経営者自身が「経営理念は○○」と掲げれば、それが経営理念となります。とはいえ、いきなり自分の思いを掲げるといっても、ピンと来ない人も多いでしょう。

　そこで、1つの方法として、次の3ステップで経営理念を作成する方法を紹介します。

Step1：ほかの訪問看護ステーションの経営理念を参考にする

　多くの訪問看護ステーションがウェブサイトに経営理念を掲げ、どのような価値観に基づいてサービスを提供しているかを情報発信しています。こうした他ステーションの経営理念を参考に、自ステーションの理念についてイメージを膨らませましょう。

　参考として、実際に訪問看護ステーションのウェブサイトに掲載されている経営理念をいくつか紹介します（資料1）。さまざまな経営理念を知ることで、自身の思いを的確に表現する言葉や、価値観を経営理念に託す方法などのヒントが得られます。

Step2：実際に紙に書き出してみる

　実例を参考にイメージを膨らませたら、次に経営理念に示す言葉や文章を紙に書き出してみましょう。ここでは経営理念を"自分の夢""仲間と共有したい価値観""利用者・地域社会に向けたメッセージ"の3つの視点に沿って書き出す方法を紹介します。図1のように、余白を多くとりながら自由に記入してい

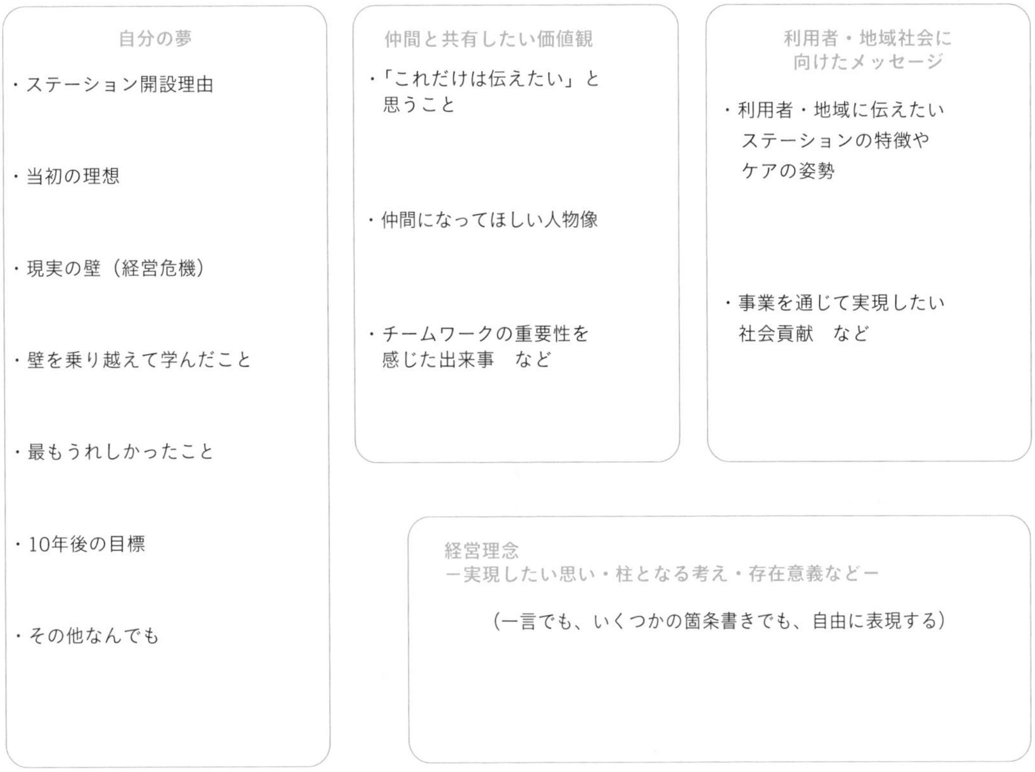

自分の夢	仲間と共有したい価値観	利用者・地域社会に向けたメッセージ
・ステーション開設理由	・「これだけは伝えたい」と思うこと	・利用者・地域に伝えたいステーションの特徴やケアの姿勢
・当初の理想		
・現実の壁（経営危機）	・仲間になってほしい人物像	
・壁を乗り越えて学んだこと		・事業を通じて実現したい社会貢献　など
・最もうれしかったこと	・チームワークの重要性を感じた出来事　など	
・10年後の目標		
・その他なんでも		

経営理念
ー実現したい思い・柱となる考え・存在意義などー

（一言でも、いくつかの箇条書きでも、自由に表現する）

図1｜経営理念作成シート

きます。

"自分の夢"は、これまでとこれからの自分の思いです。訪問看護ステーションを開設・経営している理由、誰にどのように喜んでもらいたいか、開設時に掲げた理想、事業を通じて学んだことやうれしかったことなどです。

こうした自身の思いは、スタッフ1人ひとりと共有し、また日々の業務に浸透させて、法人全体の価値観として醸成させていく必要があります。

"仲間と共有したい価値観"は、自分が大切にしていることの中から、スタッフにこれだけは伝えたいと思う部分をイメージします。

"利用者・地域社会に向けたメッセージ"は、事業の対象者である利用者や貢献したいと考えている地域社会などの外部に向けて、自分たちの考えを明示するものとなります。

利用者・家族や、在宅医療・看護にかかわる多くの人々が、皆さんの訪問看護ステーションのウェブサイト・パンフレットなどを見るでしょう。そのときに、なんの理念も示されていなければ、そのステーションがどのような思いでどんな看護をしたいのかわからず、戸惑ったり、申し込みを躊躇したりする人もいるかもしれません。そこで、利用者に接する際に心がけていることや地域社会で果たしたい役割などを経営理念に込めるとよいでしょう。

経営理念が決まったら、すぐには公表せず、少し時間を置いて冷静に見直しましょう。スタッフや周囲の人に意見を聞くのも効果的です。経営理念は経営者が自由に決めてよいものである一方、他者の共感がまったく得られなかったり、意味が伝わらなかったりするものは避けるべきです。経営の柱である経営理念を頻繁に変更することは好ましくないため、公表する前に十分に検討することが大切です。

ステーション内での共有と外部への発信

経営理念はつくっただけでは意味がありません。スタッフと共有し、組織に浸透させる必要があります。そのためには定期的に唱和する、目のつく場所に掲げるなど、触れる機会を増やすことが有効です。また、具体的な行動指針や行動目標に落とし込んでいくことも大切です。

同時に、外部へのアピールも積極的に行いましょう。ウェブサイト・パンフレットなど、利用者や地域社会との接点となるものに掲載します。そうした活動により、自ステーションが何をしたいのか、日々の看護をどんな思いで提供しているのかを示すことができます。

訪問看護ステーションの管理者には、たくさんの夢や考えがあると思います。それをぜひ経営理念に込め、実現に取り組みましょう。

3　1時間でできる
エリアマーケティング

　皆さんは、自分の訪問看護ステーションがある地域についてエリアマーケティング（商圏分析）をしたことはありますか？　これは特別に難しい調査などではなく、簡単に言えば、自ステーションのある地域の特徴や人口動態、医療機関・介護事業所の開設状況、同じ地域で展開しているほかの訪問看護ステーション数や特徴を"見える化"したことがあるか、という意味です。

　これらについて専門の調査会社などに依頼すると、非常に細かく調べてくれます。一方で、調査費用が高額であったり、調査の専門家であっても医療・介護についての知識・理解が不十分だったりと、なかなか積極的な活用が難しいという問題があります。

　しかし、実はエリアマーケティングは、公表されている官公庁の統計資料や業界団体のデータなどを活用して、自力でもある程度、行うことが可能です。こうした方法であれば、短時間かつコストをかけずに地域の傾向や動向をつかむことができ、効率的です。

　そこで、「1時間でできるエリアマーケティング」の方法を紹介します。

エリアマーケティングの必要性

　エリアマーケティングにより、次のような地域の特性が把握できます。

①人口特性（現在の人口、将来推計、高齢者数、高齢化率など）
②医療・介護需要（市区町村の医療・介護施策、医療機関・介護事業所数など）
③訪問看護の市場規模・需要予測（要介護認定者数、訪問看護サービスの利用状況、訪問看護ステーション数など）

　エリアマーケティングの実施の最大のメリットは、情報やデータに基づき自ステーションの立ち位置を客観的に把握し、それを経営戦略や将来構想の検討に役立てることができる点です。逆に言えば、エリアマーケティングをせずにただ目の前の業務だけに邁進していては、地域・利用者の需要と自ステーションの展開するサービスが乖離したり、競合他社に遅れをとったりしてしまう危険性があります。

　自ステーションを運営している地域の人口・高齢者数・高齢化率・要介護認定者数・訪問看護ステーション数などを把握せずに事業展開を続けるのは、例

えるならば地図を持たずに航海をするようなものです。それでは自ステーションの経営が危うくなるばかりでなく、潜在的な需要も含め、訪問看護を必要とする地域住民に適切なサービスを届けられないという事態になりかねません。

　医療・介護事業は、地域の特性に合った、地域に根付いた展開が求められます。そのため、きちんとエリアマーケティングを行い、それを踏まえて経営戦略を検討する必要があるのです。これは単に自ステーションの利益追求や経営安定化という視点のみならず、地域・利用者にとって必要な訪問看護ステーションであり続けるためにも重要です。

効率的なエリアマーケティングのために活用したい資料

　エリアマーケティングを自分で行う場合、用いる統計資料の選択はとても重要です。なぜなら、訪問看護ステーションの管理者が日常業務と並行して細かい統計資料を長時間かけて分析するのは、実務上、困難だからです。そこで、厳密な原始資料の分析よりも、信頼できる機関が公表している加工されたデータを上手に活用することをおすすめします。

　具体的には、例えば人口動態を把握する場合、本来は国勢調査の結果を基に分析することが多いと思いますが、これは膨大かつ検索に時間がかかります。この点、日本医師会が公表している JMAP（地域医療情報システム）[1] を利用すれば、最新の国勢調査を反映したデータベースから地域の人口動態や将来推計のデータを容易に入手することができます。図1は JMAP で抽出した東京都の 2050 年までの将来推計人口と医療介護需要予測指数です。今後、将来推計人口は減少する一方で、65 歳以上人口は増え続け、医療介護需要予測指数も上昇していくことがわかります。データの抽出対象とする地域は、都道府県単位だけでなく、より地域を限定した医療圏別・市区町村別とすることも可能です。

　また、地域の訪問看護ステーション数を知りたい場合、最新データは各都道府県厚生局の「届出状況」ですが、活用しやすさの点からは厚生労働省の介護サービス情報公表システム[*]のほうが手軽です。地域・サービス種別・条件などで絞り込んで検索することができます。

　そのほか、訪問看護ステーションの経営状況や利用状況についても本来は介護事業経営実態調査や介護給付費等実態調査を活用すべきですが、そこから訪問看護ステーションに関する部分だけをピックアップするのは大変です。そこで、厚労省の審議会などで訪問看護ステーションについて議論されているときの資料（厚労省ウェブサイトで公開）や、日本看護協会・日本訪問看護財団・全国訪問看護事業協会といった専門団体などが公表している資料を活用することで、訪問看護ステーション経営に関連するデータを効率的に入手することができます。

　これらの資料の活用において重要なのは、データの入手先への信頼性です。民間会社のデータでは無用なバイアス（抽出の偏り）がかかっている可能性があります。官公庁や信頼に足る業界団体の資料に限定して活用しましょう。

[*]
https://www.kaigokensaku.mhlw.go.jp/

■将来推計人口（国立社会保障・人口問題研究所2023年12月推計）

年齢階層	国勢調査	将来推計人口					
	2020年	2025年	2030年	2035年	2040年	2045年	2050年
年少人口（0～14歳）	1,568,415	1,523,698	1,476,259	1,466,552	1,486,357	1,481,008	1,439,960
生産年齢人口1（15～39歳）	4,363,924	4,325,685	4,391,691	4,382,244	4,272,742	4,175,940	4,058,320
生産年齢人口2（40～64歳）	4,920,504	5,113,218	5,095,350	4,972,014	4,790,993	4,681,421	4,642,086
高齢者人口（65歳以上）	3,194,751	3,236,313	3,385,291	3,638,173	3,957,327	4,144,372	4,258,778
後期高齢者人口（75歳以上＝再掲）	1,694,374	1,916,698	1,944,154	1,927,435	2,026,894	2,240,183	2,518,405
総人口	14,047,594	14,198,914	14,348,591	14,458,983	14,507,419	14,482,741	14,399,144

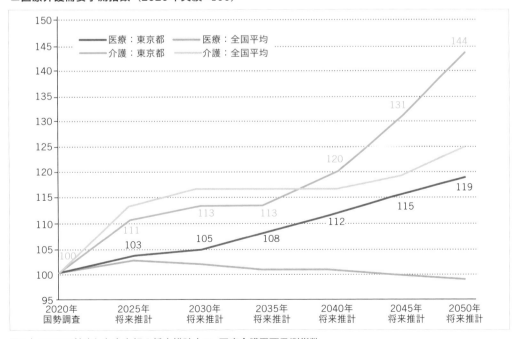

■医療介護需要予測指数（2020年実績=100）

図1｜JMAPで抽出した東京都の将来推計人口・医療介護需要予測指数
〈出典〉日本医師会：地域医療情報システム．

拡大を続ける訪問看護市場

次に、これらの資料を活用したエリアマーケティングの実践的な方法について、例を用いて紹介します。皆さんは自身の地域の人口や高齢化率、人口当たりの訪問看護ステーション数、1ステーション当たりの従事者数、実際の利用者数などをご存じでしょうか？

エリアマーケティングの前提として、現在の訪問看護市場の概要について紹介します。

1. 訪問看護ステーションの増加率・従事者数

訪問看護ステーションは近年、全国的に増え続けています。2010年以降の10年間で約2倍の増加となっています。地域差はあるものの、最も増加率の低い鳥取県でも2011〜2015年で1.08倍増です[2]。最も増加率の高い福岡県では同じく2011〜2015年の期間で3.06倍に増加しています。今後の医療・介護需要を踏まえても訪問看護ステーションは増え続けることが予想されます。訪問看護ステーションの1事業所当たりの平均従事者（常勤換算）は、2017年9月時点では7.1人、看護職員は5.0人です[3]。つまり、1ステーション当たり、常勤換算でおよそ5人の看護師が従事しているといえます。

2. 訪問看護利用者数の拡大

2015年時点の調査によると、人口1万人当たりの訪問看護の利用者数は、全国平均37.2人、そのうち介護保険が25.6人、医療保険が11.5人です（図2）[2]。なお、都道府県別の利用者数を見ると、中部・近畿・中国地方では利用者数が多く、東北・関東地方では少ない傾向があります。訪問看護利用者数は2001〜2015年の14年間で介護保険2.05倍、医療保険3.49倍と非常に大きい伸びを示しています[2]。

訪問看護ステーション1事業所当たりの1カ月の利用者数は平均68.5人、訪問回数は435.4回です[2]。つまり、1人の利用者に平均6.4回訪問している計算となります。

エリアマーケティングの実践例

それでは、いよいよ「1時間でできるエリアマーケティング」を実践してみます。本稿では、三重県鈴鹿市を例とします。なお、このエリアマーケティングはあくまで管理者が簡便的に自ステーションを含めた地域の傾向を見える化することを目的としている点にご留意ください。実際の地域における医療政策や介護計画等については、都道府県保健医療計画や介護保険事業計画などを併せて確認することをおすすめします。

調べる内容と使用するツール（無料公開）は次のとおりです。

○人口1万人当たりの訪問看護の利用者数は37.2人であり、介護保険の利用者は25.6人、医療保険の利用者は11.5人である。

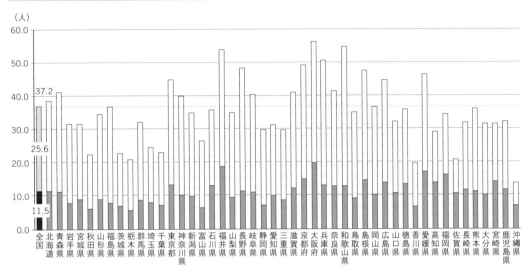

※平成27年介護サービス施設・事業所調査，平成27年10月1日「現在推計人口」をもとに作成.

図2 │ 都道府県別の訪問看護利用者数（人口1万人当たり）
〈出典〉厚生労働省：医療と介護の連携に関する意見交換（第1回）資料-3 参考1 【テーマ2】訪問看護　参考資料, p.19, 2017.

【調査内容】

・将来人口推計（2020年国勢調査から2050年推計まで）

・人口増減率

・高齢化率

・医療・介護需要予測

・訪問看護ステーション数

・訪問看護事業の受給予測

【使用ツール】

・JMAP（日本医師会：http://jmap.jp/）

・介護サービス情報公表システム（厚生労働省：https://www.kaigokensaku.mhlw.go.jp/）

1. 具体的な手法とリサーチ結果——人口推計と医療・介護需要

　まずはJMAPで人口推計などを基に医療・介護需要を予測します。JMAPは操作が簡単な上、結果が図表で表示されイメージがしやすいです。

　鈴鹿市は2020年の国勢調査によると人口約20万人（19万5,670人）で、5年前の2015年と比較すると0.37％減少しました。前回調査からみると、この5年での減少幅は、やや改善しています。なお、全国平均の人口減少率は0.75％減[4]です。一方で65歳以上の高齢化率は26.0％であり、これは全国平均28.6％を若干下回っています。この数値から、人口減少傾向にある一方、それ

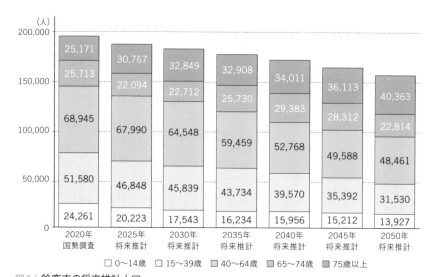

図3 │ 鈴鹿市の将来推計人口
〈出典〉日本医師会：地域医療情報システム，三重県鈴鹿市.

に伴って高齢化が進む、いわゆる過疎化の現象は現時点では起きていないことが推察されます。

　人口推計では、総人口は減少しています（図3）[4]。2050年の推計人口は15万7,095人で、2020年と比べた減少率は約19.7％です。65歳以上の高齢者人口の推移は2020年5万884人が2030年に5万5,561人、2050年には6万3,177人となり、対2020年の増加率は2030年で9.2％増、2050年で24.2％増です。75歳以上の後期高齢者人口の推移は2020年2万5,171人、2030年3万2,849人、2050年4万363人で、対2020年の増加率は、2030年で30.5％増、2050年で60.4％増です。

　総人口に占める65歳以上の高齢者人口の割合は2020年が26.0％、2030年が30.2％、2050年が40.2％です。つまり、2050年には約5人に2人が65歳以上の高齢者という人口構造になります。

　最後に医療・介護需要は2020年時点を100％とした場合、2030年は医療105％・介護125％となり、2050年には医療107％・介護151％という驚異的な増加率が予測されます（図4）[4]。

2. 供給体制の把握——訪問看護ステーション数とマッピング

　上記より、鈴鹿市では高齢者数、医療・介護需要のいずれも増加の一途をたどることがわかりました。それではサービス提供体制は現状で充足しているのでしょうか。この点は、厚労省の介護サービス情報公表システムで調べることができます[5]。このシステムは利用者やその家族が介護保険サービスの選択等に利用することを目的に開発されたものです。各ステーションの基礎データや特色が丁寧に集計されており、情報収集に役立ちます。

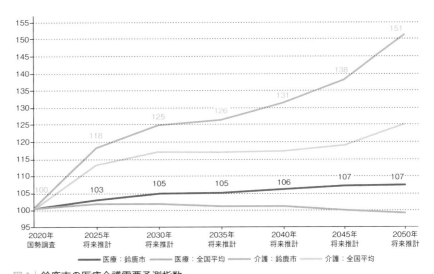

図4｜鈴鹿市の医療介護需要予測指数
〈出典〉日本医師会：地域医療情報システム，三重県鈴鹿市.

　同システムで検索すると、鈴鹿市には13カ所（2024年3月現在）の訪問看護ステーションがあることがわかります。また、結果を地図上に表示する機能で、訪問看護ステーションの分布状況が一目で把握できます。マッピングにより、例えば地域需要があるにもかかわらずサービスが行き届いていない地域などを検討することが可能です。

　詳細検索からは、各ステーションの特徴や提供しているサービスも把握できます。地域での24時間対応や小児・精神・リハビリテーション提供体制などの充足状況を見ると、ニーズを抱えながらサービスを利用していない潜在的な利用者がどの程度いるかを推察できます。

3. 受給バランスの検討と今後の予測

　人口推計などによる需要予測と訪問看護ステーション開設状況という供給体制が確認できたら、両者を掛け合わせて地域での受給バランスを検討します。

　前述のとおり、鈴鹿市の人口は約20万人です。訪問看護の利用者数は人口1万人当たり約37人という前述のデータから、鈴鹿市の訪問看護利用者数は740人と仮定できます。訪問看護ステーションは13カ所あるため、1ステーション当たりの平均利用者数は約57人です。統計では1ステーション当たりの利用者数は69人なので、高齢化率が全国より低い鈴鹿市において、「ステーション13カ所（平均利用者57人）」という数からは、少なくとも供給が大きく不足している状況ではないと考えられます。

　ただし、人口推計等のデータから明らかなように、介護需要は2030年で1.25倍、2050年で1.51倍へと増え続けること、また訪問看護の認知不足等による一定程度の潜在的需要を考えると、ステーションの数が現状で十分と捉えるのは早計でしょう。介護サービス情報公表システムで個々のステーションのサー

ビス内容や職種別従事者数の情報などを確認すれば、より精緻な分析が可能です（ただし労力はかなり必要となります）。

4. 介護サービス情報公表システムのその他の活用法

　介護サービス情報公表システムには、もう1つ重要な活用方法があります。地域の医療機関・介護事業所等の確認です。地域の医療機関・介護事業所の住所や、医療機能・介護事業所の特徴などの検索、地図上での一覧表示ができるため、連携先・営業先となる医療機関・介護事業所のピックアップに最適です。

＊＊＊

　ここで紹介した手法は簡便的であり、地域の特徴を容易に把握することが可能です。もちろん、各ステーションの規模等に応じて状況は変わり、実際には上記の計算とは乖離する部分もあるでしょう。しかし、これらの仮定に基づき自身の地域や自ステーションの利用者状況を確認すると、客観的な視点かどうかの新たな気づきを得ることができます。

　作業には時間と労力がほとんどかからず、インターネット環境さえあれば1時間ほどで分析が可能です。ぜひ一度、お試しください。

引用文献
1）日本医師会：地域医療情報システム.
　　http://jmap.jp/［2024.3.4 確認］
2）厚生労働省：中央社会保険医療協議会総会（第434回）　在宅医療（その2）について.
　　https://www.mhlw.go.jp/content/12404000/000598347.pdf［2023.12.6 確認］
3）厚生労働省：第182回介護給付費分科会　資料3, p.34.（令和2年8月19日）.
　　https://www.mhlw.go.jp/content/12300000/000661085.pdf［2024.3.5 確認］
4）日本医師会：地域医療情報システム, 三重県鈴鹿市.
　　http://jmap.jp/cities/detail/city/24207［2024.3.4 確認］
5）厚生労働省：介護サービス情報公表システム.
　　http://www.kaigokensaku.mhlw.go.jp/24/index.php?action_kouhyou_pref_search_list_list=truc&PrefCd=24
　　［2023.12.6 確認］

4　SWOT分析をしてみよう

　経営戦略を立案する上でよく使われる手法に「SWOT分析」があります。SWOTとはStrengths（強み）、Weaknesses（弱み）、Opportunities（機会）、Threats（脅威）の頭文字をとったもので、この4カテゴリーについて事業・組織などの内部環境・外部環境を分析する経営分析手法です。この結果を掛け合わせて（クロスさせて）検討する「クロス分析」との併用により、企業の限りある経営資源の現状分析や将来の事業構想に役立つフレームワーク（枠組み・構造）として活用することができます。

　SWOT分析の優れている点は、フレームワークがシンプルなため理解しやすく、かつその結果が視覚的にわかりやすいことです。自ステーションの強み・弱み、外部環境との関係性などを見える化したいと考える管理者には最適な方法だといえるでしょう。短時間で実施可能ですので、ぜひチャレンジしてください。

SWOT分析の手法・手順

　SWOT分析では、まず自ステーションの経営環境を内部環境・外部環境に区分して考えます。そして内部環境の強み・弱み、外部環境の機会（チャンス）・脅威（市場のリスク）をそれぞれ抽出します。さらにその結果を基にクロス分析することで経営戦略へのヒントを探ります。

　内部環境とは自ステーションの人材や技術、経営能力、生産能力など経営資源のことです。それらを強みとなる要因・弱みとなる要因に分けて示します。一方で、外部環境とは業界動向や利用者のニーズといった、訪問看護ステーションを取り巻く全般的な環境です。経営に影響を与える要因のうち、自ステーションでは調整できないものと捉えるとわかりやすいでしょう。それらを、事業創出などの機会となる要因と経営上の脅威となる要因に分類します。

　実際に書き出す際は、マトリクス（行列）の形にすると、その後の分析が容易です。複数人で行う場合は、大きな用紙に個々の要因を記入した付箋を貼っていく方法などが便利でしょう。

　記入の順序は、内部環境から始めることをおすすめします。経営上の自ステーションの強み・弱みは日々の業務の中で感じていることが多いので、身近であり書き出しやすいためです。

1. 内部環境を書き出す

　内部環境は、自ステーションの経営資源（ヒト・モノ・カネ・情報など）の充足状況を意識しながら書き出してみるとよいでしょう。特に、訪問看護ステーションは人材が重要な業種であるため、人材に関する強み・弱みから整理すると書きやすいかもしれません。

　なお、看護は専門性の高い業務である性質上、抽出事項が業務内容に偏りやすい傾向がありますが、経営に関する強み・弱みについても書くことを忘れないでください。

2. 外部環境を書き出す

　外部環境は、公表されている資料などを基にして、自ステーションの経営環境を機会・脅威に分けて書き出します。資料は、p.9で示したような人口動態や高齢化率、さらには厚生労働省が公表している診療報酬・介護報酬関連の資料や地方自治体が公表する医療計画・介護計画などが活用できます。自分たちで分析を行う際は、精緻なデータまで追及する必要はなく、全体像を把握することを優先して概要がつかめれば十分だと思います。

　自ステーションに直接的な影響を与えるミクロの視点と間接的な影響を与えるマクロの視点の両方で考えると抽出しやすいです。

要因を分類・分析する際の留意点

　SWOT分析の重要な考え方の1つに、構成要素である強み・弱みや機会・脅威は、それぞれ絶対的なものではなく、相対的なものである、というものがあります。事象や状況などは、分析する人がどう捉えるかによってどちらとも考えることができるからです。

　例えば、内部環境分析において、「非常勤職員が多い」という要因がある場合、これはステーションにとって強みでしょうか、弱みでしょうか。常勤職員を増やしたいステーションにとっては、職員の常勤換算数や就労時間の安定という点で弱みといえます。一方で、子育てなどのさまざまな事情から、短時間就労や柔軟な働き方をしたいと考える職員を積極的に採用しているステーションでは、これは強みと捉えられます。それぞれの要因をどう分析するかは、個々のステーションによって異なります。ある要因が強みか弱みかの判断が難しい場合は、その要因の自ステーションにおける意味を考えましょう。

　外部環境も同様です。例えば、診療報酬・介護報酬制度は、ステーション経営にとって機会・脅威のどちらでしょうか。報酬点数は公定価格であり、事業者側では決定できません。そのため、プラス改定が将来的にも見込まれている場合は機会となる一方、マイナス改定が続く場合は脅威となります。ステーションの事業がこの制度に大きく依存していることを鑑みれば脅威といえるでしょう。しかし、公定価格であるために、業者間の価格競争や顧客（利用者）からの価格交渉がなく、価格に関するリスクを回避できているという見方もできます。

表1 | 訪問看護ステーションにおける SWOT 分析例

	内部環境要因 自ステーションの経営資源を分析	外部環境要因 自ステーションの経営環境を分析
ポジティブ	**強み** ・居宅介護支援事業所を併設しているため、幅広いニーズへ対応可能 ・看護職・セラピスト・ケアマネジャー間の連携がよい ・ベテランのスタッフが多く、幅広い疾患へ対応可能（小児・精神等） ・管理者が訪問看護認定看護師であり、専門性が高い ・在宅医療に積極的な医師と連携している ・株式会社であるため、機動的な意思決定ができる ・24時間対応が可能（24時間対応体制加算の届出） ・ここ数年は黒字経営となっている ・医療保険利用者・重度介護者の増加により増収傾向にある ・管理者のリーダーシップが強く、スタッフ・利用者からの信頼が厚い ・看護職が主体的に働ける環境	**機会（チャンス）** ・要介護者・認知症高齢者の増加による訪問看護の需要増大 ・1人暮らしの高齢者世帯が増加する一方、高齢者が集える場所が近隣にない ・ICT技術進展による利便性の拡大 ・国の施策による在宅医療・介護の推進（地域包括ケアシステム・ターミナル・精神等） ・看護師と介護補助者との複数名訪問看護加算の新設（介護報酬改定） ・医療的ケアが日常的に必要な小児の増加 ・入院患者の平均在院日数は短縮傾向 ・自宅での看取りに対する国民意識の高まり ・マイナス金利の影響による銀行等の低金利融資 ・地域に専門特化型のステーションがない ・地域最大の病院併設ステーションが消極的（自院の患者を中心に活動）
ネガティブ	**弱み** ・慢性的な人材不足（求人をかけても看護師がなかなか集まらない） ・インターネットでの情報発信ができていない（管理者が苦手） ・地域住民等への訪問看護ステーションのアピールができていない ・求人は人材紹介会社頼み（高額な紹介手数料） ・管理者の訪問業務が多くマネジメント業務まで十分手が回っていない ・少数精鋭のため個人に負担がかかりやすく、モチベーション低下となるおそれ ・経費削減のため、経理処理・給与計算を管理者が行っている ・スタッフを採用してもすぐに利用者数は増えない（人件費の先行投資） ・管理者が多忙なため、スタッフと個別に面談する機会がとれない ・研修などスキルアップのための時間を確保できない ・難しい処置等を必要とする利用者が増加し、スタッフが疲弊	**脅威（市場のリスク）** ・社会保障と税の一体改革等による社会保障費の抑制策 ・人口減少時代の到来（働き手の減少・過疎化の進展） ・看護師等専門職の人材不足による人件費の高騰（紹介料含む） ・軽度な利用者（予防含む）への報酬減 ・訪問看護ステーションからのリハビリ提供に対する報酬減 ・在宅でも高度な医療を求められることへのリスク増加 ・入院等により報酬が継続しないリスク ・社会における訪問看護についての認知不足 ・核家族化により在宅で介護を担える家族が減少（高齢化） ・近隣エリアでデイサービス等の他業種が増加 ・近隣エリアで訪問看護ステーションが増加

このように、要因を分類・分析する際は、経営環境の変化が自ステーションにどのように影響しているかを検討する必要があります。

訪問看護ステーションでのSWOT分析の例とポイント

表1はSWOT分析の具体例です。内部環境要因には、皆さんのステーションの特徴と似た強み・弱みがあることと思います。外部環境要因は、社会的問題などマクロな視点については共通するものも多い一方、地域におけるステー

ションの特徴などからミクロな視点については異なる部分もあるでしょう。

　SWOT分析には、明確な正解・不正解はありません。この分析例もあくまで参考・イメージです。自ステーションの特徴に基づいて分析を行い、その結果を俯瞰して、現状をモレやダブリなく示せているかを確認してください。

　SWOT分析は、一度行って終わりではなく、加筆修正を重ねることが重要です。状況や環境、経営の条件、自分自身の考えは、日々、変化するからです。SWOT分析に限らず、経営戦略は、一度だけ大がかりなものをつくって満足してしまうケースが一番もったいないといえます。それよりも、荒削りでよいのでまずは試してみて、そこから少しずつでも同様の分析やディスカッションを重ね、精度を上げていくことが望まれます。

　経営管理は小さな積み重ねや改善の繰り返しです。アドバイスをしてくれる専門家も必要ですが、経営者自身が考えるクセをつけることが重要です。

SWOT分析結果からクロス分析をしてみよう

　クロス分析とは、SWOT分析で抽出された強み・弱み・機会・脅威を掛け合わせ、経営課題や理念、目標達成のための取り組みを見える化するフレームワークです。❶強み×機会、❷強み×脅威、❸弱み×機会、❹弱み×脅威、の4パターンから戦略を考えます。

　SWOT分析のメリットは、フレームワークがシンプルで取り組みやすい点です。事前準備や大がかりな予備知識は不要です。複数人で作成できる点も魅力です。一方、デメリットは、強み・弱み・機会・脅威はそれぞれ絶対的ではなく相対的なものであるため、各要因を自ステーションの現状の中でどう捉えるかを考えて分析・分類する必要がある点です。SWOT分析は経営資源と経営環境全体の分析における優れた手法である一方、これだけでは現状把握のみで終わってしまいます。そのため、SWOT分析の結果を基にクロス分析を行い、事業の具体的な方向性や今後どのような経営戦略をとるべきかを検討することが重要です。

クロス分析の実践例

　表2は前ページの表1に一部変更を加えてクロス分析したものです。SWOT分析で書き出した個々の要因に番号を振ると、関連性がより明確になります。以下に、クロス分析の考え方とそこから導かれる戦略を解説します。

❶強み×機会

　この枠組みでは、強みと機会を生かして積極的に攻め、その機会をものにする戦略を考えます。事例のステーションは、居宅介護支援事業所を併設しており、法人内で多職種連携（看護職・セラピスト・ケアマネジャー）が充実しているという特徴があります。一方で、機会としては1人暮らしの高齢者世帯の増加や自宅での看取り志向の高まりなどを背景に、訪問看護への需要が伸び続けるこ

とが予測されます。そのような観点から、より積極的な事業展開として機能強化型訪問看護ステーションとしての届出や地域需要を見込んだ看護小規模多機能型居宅介護の展開といった戦略が浮かびます。

さらに財務的な視点からは、黒字経営が続いている強みと低金利時代であるという機会から、融資交渉による金利引き下げや低金利での新たな設備投資資金の調達といった財務改善の機会についても検討の余地があるでしょう。

❷強み×脅威

この枠組みでは、強みを生かして脅威に対抗する戦略について考えます。主に差別化をはかって脅威に打ち勝つ戦略です。

医療・介護業界全体の脅威としては、やはり慢性的な人材不足が挙げられます。これに対しては自ステーションの強みを生かした採用戦略が奏功することがあります。例えば看護職が主体的に働ける環境が整っていることや、経営者・管理者が訪問看護認定看護師であり、認定資格取得をめざしている看護職にとってよい経験の場となることなど、採用後に働く環境についての強みをアピールすると効果的でしょう。

また、自ステーションのある地域での新たなステーションの増加なども脅威といえます。これについては小児（医療的ケア児）への訪問看護やリハビリなど自ステーションの強みを強化することで差別化をはかる戦略が考えられます。

❸弱み×機会

この枠組みでは、弱みによって機会を逃す機会損失を防ぐための戦略や、機会を生かすために弱みを克服するための戦略を考えます。

訪問看護ステーションの中には、経営者・管理者が多くの業務を抱え込み、疲弊している例が散見されます。さらに、経営者・管理者がそれによりスタッフと十分な会議や面談の時間がとれない状況は、スタッフ間のコミュニケーションが重要な職場において問題（＝弱み）といえます。そこで、経理処理や銀行振込といった結果を確認すれば足りる業務は事務職員に任せたり、外注やネットバンキングなどを活用したりすることで、事務作業の削減や効率化をはかれます。複数名訪問加算（Ⅱ）を生かし（＝機会）、看護補助者としての業務と事務作業を兼務するスタッフを雇用して、効率的な人材活用と経営者・管理者の事務作業軽減をはかるといった対応も可能です。

また、情報収集の主流がインターネットである現代において、それを活用できないことも弱みといえます。ウェブサイトやSNSは、利用者・家族や求職者、スタッフなど多くの人が見る可能性があります。これらを用いた情報発信は、自ステーションのアピールというメリットに加え、有益な情報の発信による地域貢献にもなります。作成・充実は多額の費用をかけずとも行うことができます。負担にならない範囲で活用する方法を検討する必要があるでしょう。

❹弱み×脅威

この枠組みでは、弱みである部分を強化することで脅威や危機を回避する業務改善戦略、または撤退の判断についての戦略を考えます。

小規模な訪問看護ステーションにとっては、スタッフが少人数であることは

表2 | 訪問看護ステーションにおけるクロス分析例

		機会（O）
	1	要介護者・認知症高齢者増加の見込み（2025年問題等）
外部環境要因	2	1人暮らしの高齢者世帯が増加する一方、近隣に高齢者の集まれる場所がない
	3	急速なICT技術の進展による利便性の拡大
	4	国の施策による在宅医療・介護の推進（地域包括ケアシステム・ターミナル・精神等）
	5	地域に専門特化型のステーションがない
	6	地域最大の病院併設ステーションが消極的（自院の患者を中心に活動）
内部環境要因	7	看護師と看護補助者の訪問について複数名訪問加算の新設（介護報酬改定）
	8	利用者からのリハビリテーション需要の増加
	9	医療的ケア児の増加（医学の進歩）
	10	入院患者の平均在院日数の短縮傾向
	11	自宅での看取りに対する国民意識の高まり
	12	訪問看護の利用者が増え続けている
	13	マイナス金利の影響による銀行融資の低金利

強み（S）	1	居宅介護支援事業所を併設している(ケアマネジャー2人)	❶強みを生かして機会をものにする 【S-1.2.5】多職種連携（看護職・セラピスト・ケアマネジャー）の充実 【O-1.2.4.6.9.10.11.12】訪問看護の需要が今後も伸び続ける ⇒機能強化型訪問看護ステーションの届出を検討 ⇒看護小規模多機能型居宅介護の展開を検討 【S-6.8】黒字経営が続き、経営的に安定している 【O-13】低金利政策の継続 ⇒融資交渉による金利引き下げや低金利での新たな設備投資資金の調達
	2	看護職・セラピスト・ケアマネジャー間の連携がよい	
	3	ベテランスタッフが多く幅広い疾患に対応可能（小児・精神等）	
	4	経営者・管理者が訪問看護認定看護師	
	5	在宅医療に積極的な医師と連携している	
	6	株式会社であるため、機動的な意思決定ができる	
	7	24時間対応が可能（24時間対応体制加算の届出をしている）	
	8	ここ数年は黒字経営が続いている	
	9	医療保険利用者・重度介護者の増加により利用者単価がアップ	
	10	経営者・管理者のリーダーシップが強く、スタッフ・利用者からの信頼が厚い	
	11	看護職が主体的に働ける環境	
弱み（W）	1	慢性的な人材不足（新規案件を一部断っている状況）	❸弱みを克服して機会損失を防ぐ 【W-1.3.5.7.9】経営者・管理者が多忙であり、事務作業が多く、スタッフとの面談機会が少ない 【O-3.7】事務処理の外注やインターネットバンキング等の流行、看護補助者の加算新設 ⇒外注等により事務作業を削減または軽減し、管理者の本来業務の時間を確保 【W-1.2.3.4.5】経営者・管理者がインターネットが苦手であり、情報発信ができていない 【O-3.4.8.9.11】インターネットでの情報収集が増えているため、ある程度の情報発信は訪問看護ステーションとして必要 ⇒ウェブサイトを作成、可能であれば定期的な情報発信を行う
	2	インターネットでの情報発信ができていない（管理者が苦手）	
	3	地域住民等への訪問看護ステーションのアピールができていない	
	4	求人は紹介会社頼み（高額な紹介手数料）	
	5	経営者・管理者の訪問業務が多く、マネジメント業務に十分に手が回っていない	
	6	少数精鋭のため個人に負担がかかりやすくモチベーション低下となるおそれ	
	7	経費削減のため経理処理・給与計算を管理者が行っている	
	8	職員を採用してもすぐに利用者数は増えない（人件費の先行投資）	
	9	経営者・管理者が多忙なため、スタッフと個別に面談する機会がとれない	
	10	研修などスキルアップのための時間を確保できていない	
	11	難しい処置等を必要とする利用者が増加しており、スタッフが疲弊	

脅威（T）		
1	社会保障と税の一体改革による社会保障費の抑制	
2	消費税増税に伴う損税負担の増大	
3	人口減少時代の到来（働き手の減少・過疎化の進展）	
4	診療報酬・介護報酬は価格の自由度がない	
5	近隣エリアで訪問看護ステーションが増加	
6	看護職等専門職の人材不足による人件費の高騰（紹介料含む）	
7	軽度の利用者（予防含む）への報酬減	
8	訪問看護ステーションからのリハビリ提供に対する報酬減	
9	近隣エリアでのデイサービス等の他業種の増加	
10	在宅でも高度な医療を求められることへのリスク増加	
11	利用者の入院等により収入が継続しないリスク	
12	訪問看護についての社会的認知の不足	
13	核家族化により在宅で介護を担う家族が減少（高齢化）	

❷強みを生かした差別化・脅威の克服

【S-2.4.10.11】専門性が高く、働きやすい環境
【T-3.6】医療・介護業界における慢性的な人手不足
⇒訪問看護のキャリア形成が充実していることをアピールした採用活動

【S-2.3.4】専門性が高く幅広い疾患へ対応が可能
【T-5.9】近隣での訪問看護ステーションや介護事業所開設
⇒小児（医療的ケア児）やリハビリなどの強みに注力

❹危機回避のための業務改善または撤退

【W-1.5.6.9.10.11】少数精鋭で1人ひとりのスタッフの負担が大きい
【T-3.5.6】人材確保が今後ますます厳しくなる見通し
⇒研修等の待遇充実、新たな働き方の模索（多様な雇用形態等）

【W-1.5.6.11】人材不足等により新規案件を一部断っている状況にある
【T-4.5.7.8.9.10.11】利用者のニーズが複雑かつ多様化している
⇒遠方や対応困難な疾患については医療上のリスクや経営上の採算性等を考慮して受け入れの可否判断を行うことが必要

表3 | アクションプラン例

順位	1	
S W O T	W（弱み）	
	T（脅威）	
課題点	研修等の待遇充実、新たな働き方の模索（多様な雇用形態等）	
目標	柔軟な勤務体系の導入（短時間勤務スタッフ雇用含む） ①現スタッフの有給休暇取得（○日） ②新規採用○人（常勤換算○人）	
具体的行動	①スタッフ全員への聞きとり ②他事業所等へのリサーチ ③専門家からのアドバイス ④新規採用は別途採用戦略を立案	
行動期限	①○月○日 ②○月□日 ③○月△日	
行動結果	①スタッフが増えなければ有給休暇取得は難しい。研修に行く時間もつくれない。短時間勤務よりオンコール当番を増やしてほしいとの意見あり。 ②非常勤スタッフを増やすと労務管理が難しいとの意見あり。 ③就業規則の変更・周知が必要。柔軟な働き方により雇用助成金の対象となることがある。	
今後の対応	・スタッフの充実が最優先。多様な働き方にどの程度需要があるのか試してみる。 ・まずはハローワーク・知人などコストのかからない方法で行う。	

経営上の弱みといえます。1人でも退職した場合の経営上のリスクが大きいためです。1人ひとりのスタッフへの依存度が高いと、スタッフにとっては仕事のやりがいがある一方、在宅でも高度な医療が求められるという外部環境の脅威も背景に、ケアに対する責任が重くなるため、プレッシャーとなります。こうした危機を回避するためには現在のスタッフへの待遇の充実と新たなスタッフの採用という2つの対策があります。現在のスタッフへの待遇充実としては、研修時間や有給休暇の確保、重度利用者への複数のスタッフでの対応などが挙げられます。採用については柔軟な働き方に対応できるよう勤務体系の変更や条件面の緩和等により採用の枠を広げるといった対処が考えられます。

また、すべての利用者の需要に応えるのが困難な場合は、疾患や居住地などから受け入れの可否を検討することも必要です。

アクションプランの作成

SWOT分析とクロス分析を経て導かれた戦略は、一覧表（アクションプラン）などにして、重要性に応じた優先順位づけとそれぞれの目標達成のための行動や評価指標の設定を行います。

SWOT分析・クロス分析では、バランスト・スコアカードなどの目標管理ツー

ルを活用することがあります。しかし、個人的にはバランスト・スコアカードは理解や作業の難易度が高く、作成時間もかかるため、小規模事業所にはあまり馴染まないと考えます。それよりも、簡易な一覧表を基に対策に取り組むほうが実効性は高いと思います。

　表3はアクションプランの一例です。記載項目は課題点・目標・具体的行動・行動期限・行動結果・今後の対応があれば十分でしょう。個人的には、クロス分析によって経営課題や戦略の方向性が見える化されるため、時間などの費用対効果を考慮すれば、必ずしもアクションプランまでしっかりとつくり込む必要はないと思います。

＊＊＊

　SWOT分析・クロス分析で重要なのは、一度だけで終わらせてしまわずに定期的に実施することです。なぜなら、一度で要素を網羅的に抽出するのは困難であり、また一定の時期をおいて見直したり再度取り組んだりすることにより、新たな発見や発想が生まれるためです。その点からも、分析以降の管理方法は簡易なものが推奨されます。

　これらの分析は複数人で実施するとより効果的です。経営戦略の立案のみならず、課題点を共有したりチームワークを高めたりする目的で活用するのもよいでしょう。

　経営戦略に正解はありませんが、何度も取り組むことによって精度は確実に上がっていきます。自ステーションをよりよくするための取り組みは、積極的かつ継続的に行うことが何よりも大切です。

5　組織論を学んでみよう

　　皆さんは"理想の組織"について考えたことはありますか？　複数のスタッフの集まりである訪問看護ステーションは立派な組織です。とはいえ、日々の業務の多忙さなどにより、組織管理を意識しながら運営を行っている管理者は少ないのではないでしょうか。

　　しかし、組織論のエッセンスには、スタッフとの接し方などにおけるヒントが多くあります。少し学問的な部分もありますが、経営学としては大変有名な話ですし、ステーション経営にも実践的に役立つ内容です。

組織論の歴史

　　組織について考える際に、筆者は組織論の歴史を簡単に振り返ることをすすめています。なぜなら、これは20世紀初頭から現在に至るまで、企業がどのような組織構造を採用したときに業績が最高となるのかの研究成果であり、多くの示唆に富んでいるからです。これは組織と従業員をめぐる壮大なドラマであるともいえます。

　　本稿では大きく2つの組織論を紹介します。1つは組織で働く従業員を機械的に捉える考え、もう1つは組織で働く従業員の人間関係に着目する考えです。

タスクマネジメントの誕生

　　従業員を機械的に捉える考え方として最も有名なのは、フレデリック・テイラーの「科学的管理法」です。20世紀初頭、テイラーはそれまで経験や慣習に基づいて経営されていた生産現場に初めて課業（業務の割り当て）管理を導入しました。課業管理では動作研究や時間研究などに基づき、従業員の最適な作業方法や1日の作業量を設定します。これは昨今の言葉でいえば「タスクマネジメント」に当たります。テイラーはこの方法により、労働の恣意性を排除して公正な職場環境を整備しようとしました。

　　さらにテイラーはこれらの実効性を担保するため「差別出来高給制」を考案しました。同一作業において目標（出来高）を達成した場合には高い賃率、達成できなかった場合には低い賃率を適用する制度です。

　　つまり、テイラーは組織を精密機械と捉え、従業員はその歯車であり、賃金は歯車を円滑に動かすための潤滑油のように考えました。こうした考え方はし

ばしば管理主義的と批判されがちですが、テイラーがめざしたのはあくまで客観的で整合性のある組織管理方法であり、生産性の向上により賃金増も可能にする、労使双方にメリットのある取り組みでした。なお、テイラー自身も工員経験があり、その体験がこの理論の礎となっています。

生産性向上を極めたフォード

　科学的管理法を活用し、生産性の向上を極めたのが、自動車王ヘンリー・フォードです。フォードは、それまで富裕層向けだった自動車（オーダーメイドが中心）を、生産性の向上により中流階級でも購入可能な価格で販売することに成功しました。その結果、彼の開発・生産した「T型フォード」は、1918年における米国の保有自動車数の半分を占めたといわれています。

　フォードが実践した方法は「ライン生産方式」と呼ばれ、ベルトコンベアで流れてくる機械に従業員が部品を取りつけるなどの決められた単純作業をこなすものです。特筆すべきは、フォードが生産性の向上にはよい労働者を雇用し続ける必要があると考えた点です。そのため、高い賃金設定や週5日制の40時間労働を導入し、従業員の処遇改善に継続的に努めました。従業員にとっては、単純作業ではあるが休みが確保され高い給与をもらえる、さらに同社で働けば自分でも自動車を買う経済力が手に入ることは、大きなモチベーションとなったでしょう。

　しかし、経済が豊かになり、従業員たちの生活に余裕が生まれてくる中で、フォードの経営手法（フォーディズム）は衰退していきました。理由の1つに、反復継続する単純作業に従業員が耐えられず離れてしまったことが指摘されています。皆さんにも、仕事の単調さに耐えがたい苦痛を感じた経験があるかもしれません。

人間関係の重要性への気づき

　組織を機械、従業員を歯車、賃金を潤滑油のように捉え、単純作業により生産性を高めようとした機械的な組織論に対して、その後、組織の人間関係に着目した考え方が注目されるようになりました。特に有名な研究が、エルトン・メイヨーらの「ホーソン実験」です。これは電機関係の工場で1924〜1932年に行われた大がかりな実験で、結論として職場での人間関係の重要性が指摘されました。

　同実験では当初、「物理的な作業環境が生産性に影響する」という仮説の下に、例えば照明の明るい場合と暗い場合での作業能率の比較などを行いました。しかし、これらの条件からは明確な相関関係は見いだされず、面接調査などによって、生産性には従業員の感情と労働意欲が大きく影響するとの結論を得るに至りました。この発見は、物理的作業条件だけを整備しても人間は最高能率で働くことはできないという考え方につながりました。

また、同実験からは、従業員は日常の仕事において非公式集団（インフォーマルグループ）を形成しており、こうした集団の規範やルールがそこに属する従業員の行動を実質的にコントロールしていることが示されました。非公式集団とは、例えば、一緒にランチや飲みに行く「職場の仲間」や、性格や仕事への考え方が近いためによく話したり集ったりするメンバーです。メイヨーは、そういった非公式集団が組織に対して支持的であれば組織の生産性は向上すると唱えました。

　さらに1961年にレンシス・リッカートの「ミシガン研究」によって、職場の非公式集団の人間関係や集団規範は、管理者のリーダーシップのあり方に大きな影響を受けることが示されました。同研究では、リーダーが職場の人間関係を大切にする（民主主義型）管理方法をとっている組織では生産性が高い傾向があること、またリーダーとメンバーの信頼関係が醸成され組織全体のモチベーションが高くなることが明らかになりました。

　病院での勤務経験がある看護職は、こうした非公式集団やその影響力へのイメージがわきやすいのではないでしょうか。生産性に大きくかかわるリーダーは、病院では多くの場合は病棟師長、訪問看護ステーションでは管理者となります。

マズローの欲求階層説に着目したＸ理論・Ｙ理論

　最後に、看護職には馴染み深いアブラハム・マズローの「欲求階層説」に依拠した、ダグラス・マクレガーのＸ理論・Ｙ理論を紹介します。

　Ｘ理論とは、従業員をマズローの欲求階層説（図1）における生理的欲求や安全欲求といった低次の欲求を多く持つ人間とする考え方で、それらの人々は怠け者であり、強制されなければ仕事をしないと仮定しています。また、従業員

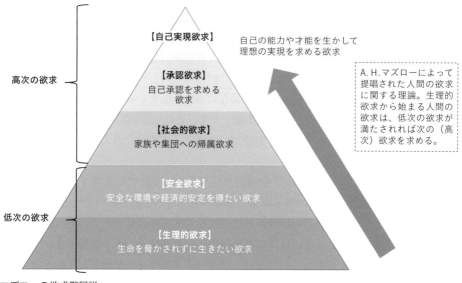

図1｜マズローの欲求階層説

表1 | 本稿で取り上げた組織論の体系

	組織・従業員の捉え方	代表的な研究	重要な要素	マズローの欲求階層説との関係
組織論	機械的組織論	テイラー科学的管理法	賃金が従業員の満足を高める	低次の欲求（生理的欲求・安全欲求）
	人的資源組織論	メイヨーらホーソン実験	職場の人間関係・やりがい・リーダーが重要	高次の欲求（社会的欲求・承認欲求・自己実現欲求）

の欲求への対応は報酬（賃金）で満たせば問題ないとしています。先に紹介した従業員を歯車、賃金を潤滑油と捉える考え方に近いといえます。

一方でY理論は、従業員は承認欲求や自己実現欲求といった高次の欲求を持っているため、仕事を通じてそれらが満たされる仕組みをつくることが重要であるとしています。これは「機会を与える」マネジメント手法とも説明されます。

さらにその後、組織構造の最適解は状況によって異なると考える「コンティンジェンシー（偶然性）理論」の登場によって、一時は下火となった機械的な管理方法も状況等によっては有効だとする考え方が提唱されるなど、現在でもあるべき組織のあり方についての議論は絶えません。

従業員の幸福の追求が強い組織をつくる

訪問看護ステーションでも、時々、スタッフは高い給与さえ得ていれば満足すると思っている経営者がおり、驚かされます。給与は重要ですが、それだけでは人材の安定的採用や定着率の向上は見込めません。仕事の満足感は非公式集団の環境ややりがいなどから得る部分が少なくないためです。人対人の訪問看護業務ではなおさらでしょう。多くの看護職は、それを感覚的に実感していると思いますが、前述したような先人たちの試行錯誤や歴史的な経緯を垣間見ることは、自組織のあり方を再考する上で役立ちます（表1）。

テイラーから始まった組織論は、生産性向上のための企業利益の追求を目的としていますが、決して従業員をないがしろにするものではありませんでした。従業員にとっての報酬が賃金か自己実現かといった着眼点の違いはあれ、従業員の幸福を考えることが組織力を高めるという点については一致しているといえます。

個々の事業の状況・環境、組織の特性、リーダーと従業員との関係性、多様な価値観などの中で、組織やその運営の最適な形は異なります。それがマネジメントの難しさにもつながっています。

参考文献
・坂下昭宣：経営学への招待　新装版, 白桃書房, 2014.
・Ford H.：20世紀の巨人産業家　ヘンリー・フォードの軌跡, 豊土栄訳, 創英社, 2003.

6 モチベーション理論を用いて スタッフのやる気を引き出そう

いくら理想の組織をつくっても、そこで働くスタッフのモチベーションが低ければ経営はうまくいきません。そこで、スタッフのやる気を引き出すモチベーション理論を理解しましょう。

スタッフは不満足を解消しても満足しない⁉──ハーズバーグの動機づけ・衛生理論

モチベーション理論にも、組織論と同様、多くの説があります。本稿では、その中から米国の心理学者フレデリック・ハーズバーグの「動機づけ・衛生理論」を紹介します。筆者は、経営実務の上ではこの理論が最も有用だと考えています。

ハーズバーグはこの理論によって、「職務満足の規定要因」を明らかにしました。職務満足の規定要因とは、簡単に言えば仕事に関連する項目のうち、スタッフを満足させる、または不満足にさせる要因は何か、ということです。彼がこの研究から見いだした結論は、仕事における満足感をもたらす要因（動機づけ要因）と不満足感をもたらす要因（衛生要因）はまったく別物だという、驚くべきものでした。つまり、「スタッフは不満足を取り除けば満足する」という考え方を否定したのです。

動機づけ・衛生理論では、仕事の満足感は達成感や周囲の承認といった仕事に直接関連することによって得られ、これらが十分であれば満足感が高まる一方で、たとえ不十分であっても不満足にはならないという結論が導かれました。また、仕事の不満足感には管理者のマネジメント能力や給与・人間関係など仕事環境に関連する要因が影響し、これらが改善されれば不満足は解消されるものの、十分だからといって満足をもたらすことはないとされました（図1）。

筆者は、この理論が示唆することは次の3点だと考えます。

❶不満足の反対が満足ではない。すなわち、不満足の解消にどれだけ注力してもスタッフは決して満足しない

❷スタッフの動機づけ要因の充足と衛生要因の解消の両方に同等の注意を払う必要がある

❸スタッフは給与を上げても必ずしもその評価（期待）に応えてくれるわけではない

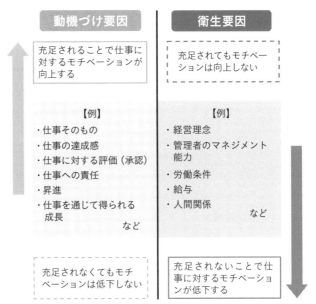

図1｜ハーズバーグの動機づけ・衛生理論

動機づけ要因・衛生要因の具体例——新人看護師のケース

　訪問看護師の多くは、病院勤務の経験があると思います。ここで例として、病院で働く新人看護師の仕事への満足・不満足について動機づけ・衛生理論を当てはめて考えてみます。

　看護師となって初めての給与や賞与をもらったときは、とてもうれしく感じます。しかし、その喜びはずっと持続するものではなく、数年たてば給与額に不満を抱いたり、賞与額も当たり前だと思ったりするようになります。少なくとも、給与額が満足だから仕事に対して積極性が増した、やる気が出たといった経験のある人は多くはないと思います。あるいは、人間関係がストレスだった人でも、人間関係のよい職場であればそれだけでモチベーションが上がるということはないでしょう。

　一方で、初めて難しい疾患の患者を受け持ってしっかりと看護を提供できたときや、病棟リーダー業務などの責任ある仕事を任されるなど仕事上の達成感を得られたときは「もっと技術を上達させたい」「責任ある仕事はやりがいがある」と感じ、仕事へのやる気が向上するのではないでしょうか。

　このように、衛生要因は仕事への不満足に直結する一方で、その充足は必ずしも満足やモチベーション向上には結びつかず、動機づけ要因は仕事に対するモチベーションを高める半面、それがないことが不満足に直結するわけではありません。皆さんも経験上、思い当たる部分があるのではないでしょうか。

　筆者は訪問看護ステーションをはじめ、多くの医療・介護事業所の経営者からスタッフの給与についてよく相談を受けます。その中でも特に多いのが昇給額（率）や賞与額などの人件費についてです。

昇給とモチベーション

人事・評価制度の整備された大規模病院等は別として、多くのステーションではこれらを経営者の一存で決めている所が少なくありませんし、それ自体は悪いことだとは思いません。特に、スタッフが5人前後の小規模な訪問看護ステーションなどでは、これらをシステマチックな方法で決定するよりも個別に判断するほうが現実的です。

さて、給与財源には限りがあります。ここで多くの経営者は悩みます。「給与を上げたいが、経営状況からは、いくらまでなら上げることができるか」「いくらまで上げればスタッフは納得してくれるのか」。こうした相談に対し、筆者は税理士として法人の経営状況から算出した給与財源を示すとともに、ハーズバーグの理論を根拠に給与に対する考え方を伝えています。つまり、給与をいくら上げても、スタッフは一時的にしか納得したり感謝したりせず、またモチベーション向上にもつながらないという指摘です。経営者の中には「給与を上げた（あるいは高額を支払っている）のにスタッフが満足に仕事をしてくれない」と嘆く人もいますが、動機づけ・衛生理論を踏まえると、そもそも高額な給与だけではスタッフの仕事への満足感やモチベーションを高めるのは難しいことが理解できます。

もちろん、だからといって昇給がゼロではモチベーションは下がります。衛生要因が充足せず、不満足な状態を招くからです。そのため、極端な話、100円でもよいので昇給させることが望ましいといえます。さらに、給与がモチベーション向上に直接的につながらないとしても、適正な評価を給与等に反映させる*ことは重要ですので、その点は誤解のないようご注意ください。

＊
実際の相談事例では、その法人の経営状況やそれまでの昇給率、スタッフの賃金形態等を勘案し、妥当と思われる金額（筆者の経験の範囲では、余程経営が厳しくない限り、数千〜1万円が多い）を提案しています。

スタッフの不満足を解消し、満足できる仕事をしてもらう

上述のように、スタッフのモチベーションを向上させるためには、衛生要因の解消と動機づけ要因の充足が求められます。

まず、衛生要因については早急な改善が必要です。看護職が働く上で、給与や人間関係、労働条件（休日・夜間対応等）といった衛生要因は非常にモチベーションを左右しやすいといえます。これらへの対応をおろそかにしていると、スタッフの不満足感が増幅し、最悪の場合、離職につながりかねません。

衛生要因には、「スタッフが不満を自覚しやすい」「管理者にも改善効果がわかりやすい」という特徴があります。そこで、まずはスタッフと定期的な面談等を行い、衛生要因の充足状況についてアセスメントすることをおすすめします。「経営理念がない」「労働条件が悪い」「職場の人間関係に悩んでいる」といった衛生要因に起因する訴えがあれば、改善あるいは除去のための対策を講じる必要があるでしょう。

同時に、こうした面談等からは、スタッフがどのようなときに仕事に満足感を得るか、新たにチャレンジしたいことはあるか、責任ある仕事を担いたいか、

といった動機づけ要因についても意向を確認することができます。ここで注意すべきは、単純に業務量（ノルマ）を増やすだけでは満足度は向上しないという点です。あくまで、達成感やスタッフ自身の興味・理想を「仕事を通じて」得るための提案や方策を検討することが重要です。

　法人の経営方針や経営状況などにより、これらをすぐに実現することは困難な場合もあるでしょう。しかし、組織はそこで働くスタッフのモチベーションが低ければいずれ衰退します。そのため、動機づけ要因の充足は、中長期的な視点を持って対応することをおすすめします。

＊＊＊

　訪問看護ステーションに限らず、管理職の多くはスタッフの不満を十分に分類・分析せずに、不満足を解消すれば満足するだろう、高い給与さえ払えば、あるいは逆に給与が低くてもやりたい仕事ができれば納得するだろうといった偏った考え方に陥りがちです。

　しかし、ハーズバーグの動機づけ・衛生理論のように、単純に満足・不満足の２つに大別して要因を分析するだけでも、スタッフの満足や不満足へのアプローチは変わってくるはずです。

参考文献
・坂下昭宣：経営学への招待　新装版, 白桃書房, 2014.

1 予算実績管理を行う目的と作成、運用方法

予算実績管理とは、企業の経営目標の達成に向け、予算期間（通常1年間）における経営上の目標数値である予算を定め、その達成状況を実績と比較しながら管理する手法のことです。

訪問看護ステーションの中には、予算実績管理を単純に次年度の事業予測として設定しているところも少なくないでしょう。しかし、予算実績管理を行う本来の目的は、法人の中長期的な事業計画を達成することにあります。目標数値には訪問看護事業を通して5年後、10年後に達成したい目標（将来像）に向け、直近の1年間でどこまで目標に近づけるかを逆算し、具体的な数字を設定します[*1]。

＊1
本稿で紹介する予算実績管理は、中小企業が経営戦略の一環として用いる内部資料（管理会計資料）を念頭に置いています。そのため、法令や定款等で定められた承認手続きなどは割愛していることをご承知おきください。

予算作成の概要

1. 予算実績管理のスケジュール

予算実績管理は表1および下記のスケジュールで実施します（3月決算法人の場合）。

①今年度の予算作成：前期1月ごろから前期末3月までに作成
②実績との比較（毎月）：当期首4月〜3月決算まで毎月実施
③予算の修正（必要時）：半期を迎える9月末までに実施
④次年度の予算作成：当期1月ごろから当期末3月末までに作成

2. 予算作成の目的とポイント

予算作成の目的は、「目標とする利益の確保」にあります。訪問看護ステーションに限らず、法人経営において利益とは企業活動の成果であり、決算書の「損益計算書」によって示されます。損益計算書で利益が確保できず損失（赤字）の状態が続けば、事業継続が困難となるため、法人経営では利益の確保が重要となります。

予算作成のタイミングは、3月決算法人の場合、新年度が開始する4月から予算実績管理が実施できるよう、1月くらいから予算を作成し、3月末には完成していることが望ましいといえます。

また、予算作成全体を通して、「売上高を低めに費用を多めに」という考え方があります。「バッファ[*2]を持たせる」といった言い方もします。この考え

＊2
buffer：余裕や緩衝といったゆとり

	20×1年		決算月	20×1年度開始									20×2年		決算月
	1月	2月	3月	4月	5月	6月	7月	8月	9月	10月	11月	12月	1月	2月	3月
今年度の予算作成															
実績との比較（毎月）															
予算の修正（必要時）															
次年度の予算作成															

を用いずに余裕のない予算を作成した場合、予算を下回った際に法人経営がいきなり窮地に陥る、というリスクがあります。特に経費関連については修繕などの不測の事態にもある程度備える必要があります。このような視点から、予算にはバッファを持たせましょう。

予算の具体的な作成方法

1. 売上高予算を作成する

訪問看護ステーションにおける売上高は、主に医療保険（診療報酬）と介護保険（介護報酬）に基づく訪問看護による収益から得ています。これを売上高の構成要素の基本式「単価×数量」に当てはめると、「訪問単価×訪問件数」となります。つまり、売上高予算は訪問単価と訪問件数の見通しが重要といえます。

直近の売上高のデータをベースに、どの程度の成長が見込めるかといった視点や目標とする成長率などを踏まえて売上高予算を作成します。なお、人員等の事業規模に変動がない前提においては、120％前後の成長率で設定するのが1つの目安といえます。

❶訪問単価（訪問1回当たりの売上高）の検討

訪問単価は、医療保険か介護保険か、訪問時間、訪問職種（看護師、リハビリ職等）等によって変動します。さらに加算の算定状況によっても異なり、予測を立てるのは容易ではありません。そのため、自ステーションの直近データや過去3カ月の平均値を、1年間通して用いることが多くあります。

医療保険と介護保険の割合や、介護報酬の地域区分等にもよりますが、訪問1回当たりの売上高は 8,000 ～ 9,000 円程度になるでしょう。

❷訪問件数（常勤スタッフ1人当たりの訪問件数）の検討

1カ月間の訪問件数は「利用者数」と「利用者1人当たりの訪問件数」に分けて考えます。「利用者1人当たりの訪問件数」は利用者の状態等で大きく変動するため、直近の、利用者全体の訪問件数の平均などを用いることが多くあります。

訪問件数を「利用者数」と「利用者1人当たりの訪問件数」に分けて考え、かつ利用者数のみを変数とすると、考え方がシンプルになるメリットがあります。すなわち、訪問件数を上げるためには利用者数を増やす必要があることがわかります。

また、もう1つの視点として、常勤スタッフ1人当たりの訪問件数がありま

す。利用者数が増えて訪問件数が増加したとしても、スタッフが訪問できる件数には限りがあるからです。そのため、常勤スタッフ1人当たりの訪問件数から計画の妥当性を検証します。これによって、採算性の面からも効果的な経営管理が可能となります。

筆者の感覚として、常勤スタッフ1人当たりの採算面からの目標訪問件数は、1時間訪問を基本とした場合、1カ月で70〜90件程度だと考えます。

常勤スタッフ1人当たりの訪問件数を予算実績管理に組み込むには、現在、何件程度訪問しているかを求めて1人当たりの訪問件数を見積もり、目標の訪問件数を設定します。例えば、1人当たりの訪問件数が65件の場合、徐々に80件まで増加させるといった計画を立案します。

上記より、訪問単価を一定と仮定し、訪問件数（そのうちの新規利用者数）を変動要因とすることで売上高の予測が可能となります。もちろん、訪問単価を医療保険・介護保険別に設定したり、訪問件数を時間別や職種別等に細分化したりして検討することも可能です。ただし、管理する数字が増えるとそれだけ予算の作成に時間を要し、予算実績管理の対象となる指標も複雑になり、全体的な評価や問題点の発見が難しくなるリスクもあります。そのため、まずは作成しやすい方法で予算を計画し、運用しながら必要に応じて細分化する、といった方法がよいでしょう。

2. 人件費予算を作成する

人件費は大きく分けて、給与・賞与とそれに伴って発生する法定福利費（社会保険料の法人負担分）に分類されます。法定福利費は概算として、一般的に給与・賞与支給額の15％前後で見積もります。また、退職金等の支給が見込まれる場合は、それらも人件費に含める必要があります。

人件費も「単価×数量」の考え方により、「支給金額（額面給与＋賞与）×人員数」で見積もることが可能です。常勤・非常勤別、職種別等に細分化してもよいのですが、まずは簡易的に全体の平均から見積もるのがよいでしょう。

上記の方法を用いれば、人員が1人増えるごとに人件費がどの程度増加するのかを見積もることが可能となります。

3. 人件費以外の経費予算を作成する

人件費以外の経費で金額が大きい項目は、地代家賃（事務所家賃や駐車場代）やリース料（車両やコピー機等）、支払手数料（請求ソフト利用料等）です。これらは金額が大きい一方で、毎月支払う金額が一定という固定費の要素が強く、さらに（人員増加等により）金額が変動した場合にも見積もりやすいという特徴があります。また、その他の経費項目（消耗品費や通信費等）は毎月の変動が少ないことに加え、多くが売上高比率5％未満であり、金額的な重要性が相対的に低いため、直近月等の平均値を用いるのが一般的です。

人件費以外の項目は総じて、直近の数値をベースに、実情に応じて予算金額を微調整するのがよいでしょう。

4. 売上高増加をめざした予算作成の留意点——スタッフを採用する際の収支予算

　訪問看護ステーションの売上の源泉は、訪問スタッフによるサービスの提供です。

　売上高の増加を見込む場合は、スタッフが1人増えれば、どの程度の売上高を見込めるかを試算する必要があります。ただし、訪問スタッフを採用してもすぐに80件の訪問に行くことは難しく、通常は、毎月20件ずつなど、徐々に増やしていくと思います。

　そのため、訪問スタッフを1人採用した際の収支計画をあらかじめ定めておくと、予算を組みやすくなります。具体的には訪問件数が安定するまでの売上高の推移、人件費予測、スタッフ採用に伴って発生するその他経費（自動車、駐車場、訪問用備品等）を明らかにします。スタッフを採用する際には、それと照らし合わせて採用するか否か、また時期を検討するとよいでしょう。

　一例として、スタッフを1人採用した場合の収支試算表を表2に示します。

　計画通りに進めば、スタッフ採用によって3カ月目には単月黒字となり、5カ月目からは賞与支給時に利益額は減少するものの累積黒字は維持できることがわかります。

　もっともこの利益はあくまで新規採用スタッフに対する利益額を示したものにすぎず、この利益は法人全体として発生する共通経費（事務所家賃や事務職員給与等）に充てられることとなります（後述の表3を参照）。

予算実績の差異分析——予算実績管理の最重要事項

　予算を作成した後は、いよいよ実績と比較します。通常、予算と実績の数字には差が生じます（実績が予算どおりになることはあり得ません）。この差を「差異」、その原因を把握し、改善活動につなげる一連のプロセスを「予算実績差異分析」といいます。

　具体的な手順は以下となります。

①予算と実績との差異を把握する
②重要性の高い項目（売上高や人件費）の差異に着目する
③差異金額の大きい項目に着目する（経費項目の差異の目安は5万円以上）
④それぞれの差異の原因を特定し、改善活動につなげる

　ここで注意したいことは、業務の効率性の観点から取捨選択をするということです。

　管理者にとって、時間は有限であり貴重です。差異が生じているすべての項目を分析するのではなく、重要性の低い項目はある程度見切りをつける（分析しない）、といった判断をする必要があります。例えば、水道光熱費や事務用品費などに多少の差異が生じていたとしても、全体に対する金額的な影響は少な

表2 ｜ 採用1人当たりの収支試算表

諸条件
1. 入社月より20件ずつ担当を増やし80件を上限とする
2. 利用者単価を9,000円とする
3. 月額給与33万円、賞与年2回1カ月ずつ支給（年収462万円）
4. 法人負担分の社会保険料を15%と見積もる
5. 上記より法人負担の人件費合計は531.3万円
6. 採用時の諸費用は導入費用として8万円、毎月費用として8.3万円を見積もる
（表3の設例とは採用時期等が異なるため一部差異が生じています）

採用時費用内訳	勘定科目	導入費用	毎月費用
給与（総支給額）	給与	—	330,000
社会保険料（法人負担額）	法定福利費（15%）	—	49,500
上記計	人件費計	—	379,500
駐車場代	地代家賃	—	10,000
車両リース	リース料	—	30,000
ガソリン代	車両費	—	15,000
スマホ・タブレット	通信費	—	10,000
少額備品費等	消耗品費	—	5,000
筆記用具等	事務用品費	—	3,000
入社時物品等	その他経費	80,000	—
その他概算経費	その他経費	—	10,000
諸費用計	—	80,000	83,000
総合計		80,000	462,500
	初月の導入費用＋毎月費用		542,500

入社時物品等（一部）
ユニフォーム
名刺
訪問バッグ
体温計
血圧計
聴診器
駆血帯
エプロン
マスク
手袋
はさみ
・・・

職員採用収支（看護師）	初年度	
	1カ月目	2カ月目
訪問件数	20	40
訪問単価	9,000	9,000
売上高（件数×単価）	180,000	360,000
給与	330,000	330,000
賞与		
社会保険料（15%）	49,500	49,500
人件費計	379,500	379,500
（参考：年収）		
地代家賃	10,000	10,000
リース料	30,000	30,000
車両費	15,000	15,000
通信費	10,000	10,000
消耗品費	5,000	5,000
事務用品費	3,000	3,000
その他経費	90,000	10,000
経費計	163,000	83,000
費用総計	542,500	462,500
差引利益	−362,500	−102,500
累計損益	−362,500	−465,000
人件費比率	210.8%	105.4%
差引利益率	−201.4%	−28.5%

いため、それらの項目は数字のみの把握にとどめ、売上高や人件費等の重要項目の詳細な内容把握・分析に時間を投入するのが効率的です。また、経費項目については、例えば単月で5万円以上の差異が生じた項目のみ内容を確認するといった目安を設けるのも得策です。予算実績の差異分析では、売上高等の重要項目になぜ差異が生じたのかを自分自身で十分に理解する必要があります。

「十分に理解する」とは、合理的に説明（納得）できる状態を指します。売上高でいえば、想定していた目標単価を下回った要因や、目標件数を上回った要因などをその月の実務を思い出しながら「行動」と「数字」を関連させ、差異の原因を説明できるようにします。十分な説明ができない場合は、分析対象が大きすぎる可能性があるため、それができるまで項目を細分化していきます。例えば、訪問件数だけでは売上高が減少した原因がわからない場合は、訪問件数を医療保険・介護保険別に見ていくなどです。

予算と実績の差異を十分に理解したら、その結果を今後にどう生かしていくかを具体的に検討し、行動に移します。また、上半期で予算と実績が大きく乖離している場合は下半期を迎える前に予算を修正し、より実態に近づけます。それによって効果的な予算実績管理を行えるようになります。

3カ月目	4カ月目	5カ月目	6カ月目	7カ月目	8カ月目	9カ月目	10カ月目	11カ月目	12カ月目	年間計
60	80	80	80	80	80	80	80	80	80	840
9,000	9,000	9,000	9,000	9,000	9,000	9,000	9,000	9,000	9,000	9,000
540,000	720,000	720,000	720,000	720,000	720,000	720,000	720,000	720,000	720,000	7,560,000
330,000	330,000	330,000	330,000	330,000	330,000	330,000	330,000	330,000	330,000	3,960,000
			330,000						330,000	660,000
49,500	49,500	49,500	99,000	49,500	49,500	49,500	49,500	49,500	99,000	693,000
379,500	379,500	379,500	759,000	379,500	379,500	379,500	379,500	379,500	759,000	5,313,000
										4,620,000
10,000	10,000	10,000	10,000	10,000	10,000	10,000	10,000	10,000	10,000	120,000
30,000	30,000	30,000	30,000	30,000	30,000	30,000	30,000	30,000	30,000	360,000
15,000	15,000	15,000	15,000	15,000	15,000	15,000	15,000	15,000	15,000	180,000
10,000	10,000	10,000	10,000	10,000	10,000	10,000	10,000	10,000	10,000	120,000
5,000	5,000	5,000	5,000	5,000	5,000	5,000	5,000	5,000	5,000	60,000
3,000	3,000	3,000	3,000	3,000	3,000	3,000	3,000	3,000	3,000	36,000
10,000	10,000	10,000	10,000	10,000	10,000	10,000	10,000	10,000	10,000	200,000
83,000	83,000	83,000	83,000	83,000	83,000	83,000	83,000	83,000	83,000	1,076,000
462,500	462,500	462,500	842,000	462,500	462,500	462,500	462,500	462,500	842,000	6,389,000
77,500	257,500	257,500	−122,000	257,500	257,500	257,500	257,500	257,500	−122,000	1,171,000
−387,500	−130,000	127,500	5,500	263,000	520,500	778,000	1,035,500	1,293,000	1,171,000	—
70.3%	52.7%	52.7%	105.4%	52.7%	52.7%	52.7%	52.7%	52.7%	105.4%	70.3%
14.4%	35.8%	35.8%	−16.9%	35.8%	35.8%	35.8%	35.8%	35.8%	−16.9%	15.5%

予算作成のケーススタディー

次に、訪問看護ステーションの予算作成について例を基に解説します。

> 3月決算のA訪問看護ステーション（常勤スタッフ5人）は、9カ月間の実績（20×1年4月～12月）を基に、来期20×2年4月1日～20×3年3月31日の予算を作成しました（表3）。
>
> 今期の決算見通しは、売上高3,300万円、最終損益△100万円となっており、赤字決算が想定されます。そのため、来期の目標売上高を4,000万円（前期比121%）、目標税引後当期純利益（最終利益）率を5%以上としています。

1. 来期の予算を作成する

現在の利用者の増加状況から、売上高の目標は妥当な水準である一方、現状のスタッフ数では増加した訪問件数への対応が難しいことがわかりました。そこで、半期を経過した時点で1人採用することを計画し、それによって増加する経費などを予算に盛り込みました。

表3 | 訪問看護ステーションの予算作成（設例）

20×2年度予算書（20×2年4月1日〜20×3年3月31日）

Ⅰ	収益額（売上高予算）	4月	5月	6月	7月	8月	9月	10月
1	利用者数（人）	50	52	54	56	58	60	63
2	利用者1人当たり訪問件数（件）	6.0	6.0	6.0	6.0	6.0	6.0	6.0
3	延訪問件数（1×2）（件）	300	312	324	336	348	360	378
4	利用者単価（円）	9,000	9,000	9,000	9,000	9,000	9,000	9,000
5	収益額計（3×4）（円）	2,700,000	2,808,000	2,916,000	3,024,000	3,132,000	3,240,000	3,402,000

参考

	〔利用者数〕	4月	5月	6月	7月	8月	9月	10月
6	新規契約利用者（人）	5	5	5	5	5	5	6
7	契約終了利用者（人）	3	3	3	3	3	3	3
8	純増数（6-7）（人）	2	2	2	2	2	2	3
	〔常勤換算数データ〕							
9	常勤換算数（人）	5.0	5.0	5.0	5.0	5.0	5.0	6.0
10	常勤換算1人当たり訪問件数（3／9）（件）	60.0	62.4	64.8	67.2	69.6	72.0	63.0

Ⅰ	収益額（売上高予算）	4月	5月	6月	7月	8月	9月	10月
5	収益額計（3×4）（円）	2,700,000	2,808,000	2,916,000	3,024,000	3,132,000	3,240,000	3,402,000

Ⅱ	費用額	4月	5月	6月	7月	8月	9月	10月
1	給与	1,650,000	1,650,000	1,650,000	1,650,000	1,650,000	1,650,000	1,980,000
2	賞与				1,650,000			
3	法定福利費（（1＋2）×15％）	247,500	247,500	247,500	495,000	247,500	247,500	297,000
4	人件費計（1＋2＋3）	1,897,500	1,897,500	1,897,500	3,795,000	1,897,500	1,897,500	2,277,000
5	地代家賃	130,000	130,000	130,000	130,000	130,000	130,000	140,000
6	リース料	200,000	200,000	200,000	200,000	200,000	200,000	230,000
7	車両費	75,000	75,000	75,000	75,000	75,000	75,000	90,000
8	通信費	60,000	60,000	60,000	60,000	60,000	60,000	70,000
9	消耗品費	25,000	25,000	25,000	25,000	25,000	25,000	30,000
10	事務用品費	15,000	15,000	15,000	15,000	15,000	15,000	18,000
11	その他経費	50,000	50,000	50,000	50,000	50,000	50,000	140,000
12	支払利息	5,000	5,000	5,000	5,000	5,000	5,000	5,000
13	費用計（4〜12計）	2,457,500	2,457,500	2,457,500	4,355,000	2,457,500	2,457,500	3,000,000
14	税引前利益（Ⅰの5-Ⅱの13）	242,500	350,500	458,500	−1,331,000	674,500	782,500	402,000
15	法人税等（14の決算までの累計×30％）							
16	税引後当期純利益(14-15)	242,500	350,500	458,500	−1,331,000	674,500	782,500	402,000

　この予算を達成するためには、これまでのペースで新規契約利用者数を獲得しながら9月までに新規スタッフを採用する必要があります。さらに来期の最終的な予算目標は、売上高4,066万2,000円、税引後当期純利益（最終利益）303万2,575円（最終利益率7.5%）としました。

2. 単月と数カ月累計の実績の比較で傾向を把握

　A訪問看護ステーションはその後、毎月、予算実績管理を行い、予算達成状況の進捗管理や改善活動などを検討してきました。

11月	12月	1月	2月	3月	計	平均	算出数字の根拠等
66	69	72	75	78	753	62.8	前月実績＋5人の50人開始を想定
6.0	6.0	6.0	6.0	6.0	6.0	6.0	直近3カ月の平均値から算出
396	414	432	450	468	4,518	376.5	左記No.1×2
9,000	9,000	9,000	9,000	9,000	9,000	9,000	直近3カ月の平均値から算出
3,564,000	3,726,000	3,888,000	4,050,000	4,212,000	40,662,000	3,388,500	左記No.3×4

11月	12月	1月	2月	3月	計	平均	算出数字の根拠等
6	6	6	6	6	66	5.5	直近3カ月の平均値／後半新規6人を目標
3	3	3	3	3	36	3.0	直近3カ月の平均値から算出
3	3	3	3	3	30	2.5	左記No.6－7
							—
6.0	6.0	6.0	6.0	6.0	66.0	5.5	直近データから算出／後半から1人増員
66.0	69.0	72.0	75.0	78.0	68.5	68.5	左記No.3／9

11月	12月	1月	2月	3月	計	売上高比率	算出数字の根拠等
3,564,000	3,726,000	3,888,000	4,050,000	4,212,000	40,662,000	100.0%	詳細は売上高予算参照

11月	12月	1月	2月	3月	計	平均	算出数字の根拠等
1,980,000	1,980,000	1,980,000	1,980,000	1,980,000	21,780,000	53.6%	平均給与33万円
	1,815,000				3,465,000	8.5%	前月給与1カ月分（年2回）途中採用は月割
297,000	569,250	297,000	297,000	297,000	3,786,750	9.3%	給与賞与×15%
2,277,000	4,364,250	2,277,000	2,277,000	2,277,000	29,031,750	71.4%	上記計
140,000	140,000	140,000	140,000	140,000	1,620,000	4.0%	（家賃8万円＋駐車場1万円×人数）
230,000	230,000	230,000	230,000	230,000	2,580,000	6.3%	（固定5万円＋人数×3万円）
90,000	90,000	90,000	90,000	90,000	990,000	2.4%	ガソリン代等1.5万円×人数
70,000	70,000	70,000	70,000	70,000	780,000	1.9%	固定1万円＋人数×1万円
30,000	30,000	30,000	30,000	30,000	330,000	0.8%	5,000円×人数
18,000	18,000	18,000	18,000	18,000	198,000	0.5%	3,000円×人数
60,000	60,000	60,000	60,000	60,000	740,000	1.8%	概算として人数×1万円＋採用月8万円
5,000	5,000	5,000	5,000	5,000	60,000	0.1%	元利均等〇%
2,920,000	5,007,250	2,920,000	2,920,000	2,920,000	36,329,750	89.3%	上記計
644,000	−1,281,250	968,000	1,130,000	1,292,000	4,332,250	10.7%	—
				1,299,675	1,299,675	3.2%	税引前利益×30%
644,000	−1,281,250	968,000	1,130,000	−7,675	3,032,575	7.5%	税引前利益－法人税等（利益率5.0%）

　次ページの表4は、6月単月（1ヵ月分）の実績と4月から6月までの累計の実績を、それぞれ予算と比較しています。このように毎月の実績のみならず累計の実績と比較することで全体の傾向を把握しやすくなります。

❶収益額

　6月単月の利用者数は予算より6人多い結果となり、延べ訪問件数も26件増加しています。補完的指標として新規契約利用者数および契約終了利用者数を見ると、新規契約利用者数が予算以上に増えていることがわかります（契約終了利用者数は予算と一致）。

表4 | 6月の予算実績差異（収益額）

		6月				6月累計（4月～6月の累計）			
	収益額	予算	実績	差異 （実－予）	実／予	予算	実績	差異 （実－予）	実／予
1	利用者数（人）	54	60	6	111.1%	156	165	9	105.8%
2	利用者1人当たり訪問件数（件）	6.0	5.8	−0.2	97.2%	6.0	6.1	0.1	101.0%
3	延訪問件数(No.1×2)（件）	324	350	26	108.0%	936	1,000	64	106.8%
4	利用者単価（円）	9,000	8,600	−400	95.6%	9,000	8,700	−300	96.7%
5	収益額計（No.3×4）（円）	2,916,000	3,010,000	94,000	103.2%	8,424,000	8,700,000	276,000	103.3%
	参考指標	6月				6月累計（4月～6月の累計）			
	〔利用者数〕	予算	実績	差異 （実－予）	実／予	予算	実績	差異 （実－予）	実／予
6	新規契約利用者（人）	5	7	2	140.0%	15	24	9	160.0%
7	契約終了利用者（人）	3	3	0	100.0%	9	9	0	100.0%
8	純増数（No.6-7）（人）	2	4	2	200.0%	6	15	9	250.0%
	〔常勤換算数データ〕	予算	実績	差異 （実－予）	実／予	予算	実績	差異 （実－予）	実／予
9	常勤換算数（人）	5	5	0	100.0%	5	5	0	100.0%
10	常勤換算1人当たり訪問件数 （No.3／9）（件）	64.8	70.0	5.2	108.0%	62.4	66.7	4.3	106.8%

このことから、新規契約利用者の獲得が奏功したことが推察されます。以前、連携した○○クリニックからの紹介が増えたことや△△居宅介護支援事業所への営業あいさつ後に依頼を受けたことなどがその理由として考えられました。ここを深堀りして営業を行えば、さらなる効果が期待できるかもしれません。

また、利用者単価が予算よりも400円低い8,600円となっており、予算作成時に想定した加算対象の利用者数を確保できていない可能性があります。30分訪問が増え、1件当たりの単価が減少していることも考えられます。これらの視点から要因を精査していく必要があります。

一方、3カ月間の累計では、利用者数が予算より9人多い結果となり、延べ訪問件数も64件増加しており、順調な経過といえます。

利用者単価については6月単月結果と同様、予算よりも低い結果となり、長期的な傾向として単価が減少していることがわかり、要因の特定と改善活動を検討する必要があります。

❷**費用額**（表5）

6月単月の給与は予算以上となっていますが、これは訪問件数増加に伴うインセンティブの発生であり、金額も想定内と考えます。その他の項目も、備品等の追加購入で予算を超過していますが、想定内の差異に収まっています。

一方、3カ月間の累計は、単月結果とほぼ同様の推移となっており、順調であることがわかります（前述のバッファの考え方から、費用額は予算より実績のほうが少ない結果になるのが通常です）。

予算実績管理は、予算の作成から実績との比較、さらには予算実績差異分析までを含めた一連のマネジメントです。

簡易的な方法として、前月比較といった過去の実績との比較によって差異分

表5 ｜ 6月の予算実績差異（費用額）

		6月				6月累計（4月〜6月の累計）			
	収益額（売上高予算）	予算	実績	差異 （実−予）	実／予	予算	実績	差異 （実−予）	実／予
5	収益額計（表4のNo.3×4）（円）	2,916,000	3,010,000	94,000	103.2%	8,424,000	8,700,000	276,000	103.3%
Ⅱ	費用額	予算	実績	差異 （実−予）	実／予	予算	実績	差異 （実−予）	実／予
1	給与	1,650,000	1,700,000	50,000	103.0%	4,950,000	5,030,000	80,000	101.6%
2	賞与								
3	法定福利費 （（No.1＋2）×15％）	247,500	255,000	7,500	103.0%	742,500	754,500	12,000	101.6%
4	人件費計（No.1＋2＋3）	1,897,500	1,955,000	57,500	103.0%	5,692,500	5,784,500	92,000	101.6%
5	地代家賃	130,000	130,000	0	100.0%	390,000	390,000	0	100.0%
6	リース料	200,000	200,000	0	100.0%	600,000	600,000	0	100.0%
7	車両費	75,000	70,000	−5,000	93.3%	225,000	213,000	−12,000	94.7%
8	通信費	60,000	23,000	−37,000	38.3%	180,000	171,000	−9,000	95.0%
9	消耗品費	25,000	55,000	30,000	220.0%	75,000	90,000	15,000	120.0%
10	事務用品費	15,000	4,000	−11,000	26.7%	45,000	33,000	−12,000	73.3%
11	その他経費	50,000	39,600	−10,400	79.2%	150,000	190,000	40,000	126.7%
12	支払利息	5,000	4,800	−200	96.0%	15,000	14,900	−100	99.3%
13	費用計（No.4〜12計）	2,457,500	2,481,400	23,900	101.0%	7,372,500	7,486,400	113,900	101.5%
14	税引前利益（Ⅰの5−Ⅱの13）	458,500	528,600	70,100	115.3%	1,051,500	1,213,600	162,100	115.4%
15	法人税等（No.14の決算まで の累計×30％）							0	
16	税引後当期純利益（No.14-15）	458,500	528,600	70,100	115.3%	1,051,500	1,213,600	162,100	115.4%

析を行う手法もあり、これを用いている方も少なくないでしょう。この方法は経営管理において十分有用だと考えますが、事業の規模拡大等の目標がある場合は、本稿で紹介した予算実績管理が役立ちます。

予算実績管理はあくまで内部資料であるため、自分が使いやすいように作成し、本稿で紹介した表よりも簡易的に、あるいはもっと詳細に分析できるものにしてもよいでしょう。

また、保険請求の売上は通常2カ月後に入金されるため、入金ベースの予算書（資金繰り表に近いイメージ）を作成し、さらに借入金の返済額を加えることで、資金収支の状況までをフォローする予算書を作成してはいかがでしょうか（借入金の元本返済額は経費ではないため、損益計算書には計上しません）。

いずれにしても自法人の将来を見すえ、現状と比較しながら経営環境の変化に対応することを目的とする予算実績管理は、有効な経営戦略の1つといえます。KPI[3]を活用し、具体的な行動目標と連動させて目標達成の程度をスタッフと共有するのも効果的です。

管理者として経営数値を管理していく以上、この機会にぜひ予算実績管理に挑戦していただけると幸いです。

*3
Key Performance Indicatorの略称。重要な目標達成に向けてどのように行動すればよいかがわかる数値目標

2　給与の正しい知識を身につけよう

　皆さんは、自分がもらう、またはスタッフに支払う給与について、どのような認識を持っていますか？　訪問看護ステーションの管理者が給与についての知識を習得する機会は、あまり多くありません。しかし、給与の支払いは経営者・管理者とスタッフの信頼関係を維持する上で大変重要な要素です。そのため、給与計算を社会保険労務士などに委託しているステーションであっても、経営者・管理者は給与に関する基本的な知識を理解しておくことが必要です。

　労務管理にかかわるトラブルとして、給与に関連するものは実に多く発生しています。例としては、各種手当や残業代、有給休暇などに関するものや、社会保険料・源泉所得税・住民税といった控除（差引かれる金額）についての計算ミスや労働基準法等のルールへの誤解に起因するケースなどが挙げられます。正しい知識を持つことで、こうしたトラブルを予防できます。

　また、給与の仕組みを理解すると、それを踏まえた資金繰りが可能となり、経営にも役立ちます。

給与の支払いは最優先に！

　給与は、経営者・管理者とスタッフとの最も基本的かつ重要な約束事です。筆者は、訪問看護ステーションに限らず、日ごろ接するすべての経営者・管理者に、給与支払いはどのような支払いよりも優先すべきであると伝えています。給与に関する具体的な解説の前に、この認識について、筆者の経験を踏まえて説明します。これは特に、開業したての訪問看護ステーションの経営者を念頭に置いたものです。

　訪問看護ステーションの経営における大きな費用負担は、給与をはじめとする人件費（賞与・法定福利費等を含む）です。特に、開業から間もない訪問看護ステーションでは、経営が軌道に乗るまでの間は人件費が収入を上回ることも珍しくなく、その費用負担は経営上、重くのしかかってきます。賞与の支給などで一定の時期に多額の支払いが発生する月には、特に頭を痛める問題かもしれません。

　こうした際に、経営状況が思わしくなく資金繰りが厳しいステーションの経営者・管理者の中には、給与などを遅滞させてもスタッフは理解してくれるだろうと考える人が時々、見受けられます。その理由としては、「スタッフも経営状況が苦しいことを知っている」「創業時からの仲間で、苦しいときは一緒

に乗り切ろうと約束した」などが挙がります。

しかし、これは非常に甘く、危険な考えだといえます。一般的に、どのような業種・業態でも、給与遅滞の発生はスタッフの離職を誘発します。これは、創業時から苦楽をともにしてきたスタッフでも、理念に共感して一緒にステーションを盛り上げようと協力してくれているスタッフでも同様です。スタッフにとって、給与遅滞は生活に直結する問題です。そのため、「それとこれとは話が別」となります。

スタッフが離職すれば、その分、訪問件数は減少し、売上はさらに減ります。残ったスタッフも経営者・管理者に対して不信感を抱きます。最悪の場合は、スタッフ減により人員基準を満たせなくなり、ステーションが閉鎖に追い込まれる可能性もあります。

そのため、どうしても支払いが難しいときは、税理士などに相談し、なんとか打開する方法（金融機関の融資等）を探ることをおすすめします。

何があっても給与だけは毎月決められた日に正しく計算した金額をきちんと支払う必要があることを頭に入れておきましょう。

給与に関する主な法律規定

働き方改革の議論が活発となる中、労務管理に関する法律等の順守への関心も高まっています。皆さんのステーションは、それらをしっかりと守っているでしょうか。労働基準法では、給与体系について、残業代や有給休暇などの最低限のルールを定めています。

1. 就業規則

自身のステーションがそれらのルールを満たしているかが不安な場合は、厚生労働省の「モデル就業規則」[1]を参照するとよいでしょう。このモデル就業規則には、労働基準法上、必ず含めなければならない事項などについての記載例が示されています（表1）[2]。自ステーションの就業規則と比較し、万が一、法令を順守していなければ、早急に改善をはかりましょう。

未払い残業代などがあり、スタッフに支払いを請求された場合には、社会的な評価も含めて大きな経営上のダメージを被ることとなり、事業の存続に影響するケースもあります。なお、就業規則は常時10人以上のスタッフを雇用する場合に作成が義務づけられています[*1]。スタッフが10人未満で就業規則を作成していないステーションの場合は、スタッフ1人ひとりと交わした雇用契約書の内容を確認してください。

2. 残業・休日労働への割増賃金

残業や休日労働については、割増賃金を支払うこととされており、割増率は以下のように定められています[*2,3]。
①法定労働時間を超えて労働させた場合は25%以上

*1
労働基準法第89条

*2
労働基準法第37条

*3
労働基準法第37条第1項の時間外及び休日の割増賃金に係る率の最低限度を定める政令

●絶対的必要記載事項
（１）労働時間関係
始業及び終業の時刻、休憩時間、休日、休暇並びに労働者を二組以上に分けて交替に就業させる場合においては就業時転換に関する事項
（２）賃金関係
賃金の決定、計算及び支払の方法、賃金の締切り及び支払の時期並びに昇給に関する事項
（３）退職関係
退職に関する事項（解雇の事由を含みます。）

●相対的必要記載事項
（１）退職手当関係
適用される労働者の範囲、退職手当の決定、計算及び支払の方法並びに退職手当の支払の時期に関する事項
（２）臨時の賃金・最低賃金額関係
臨時の賃金等（退職手当を除きます。）及び最低賃金額に関する事項
（３）費用負担関係
労働者に食費、作業用品その他の負担をさせることに関する事項
（４）安全衛生関係
安全及び衛生に関する事項
（５）職業訓練関係
職業訓練に関する事項
（６）災害補償・業務外の傷病扶助関係
災害補償及び業務外の傷病扶助に関する事項
（７）表彰・制裁関係
表彰及び制裁の種類及び程度に関する事項
（８）その他

〈出典〉厚生労働省：モデル就業規則　令和5年7月版、p.2-3, 2023. より筆者作成

②法定休日に労働させた場合は 35％以上
③深夜（午後10時から午前5時まで）に労働させた場合は 25％以上

　割増率の計算の基礎となる賃金は、基本給のみが対象と誤解している人もいますが、資格手当や役職手当といった職務に関する手当も算入対象に含まれています。一方で、通勤手当や住宅手当、家族手当などは除外します。算入対象であるか否かは、手当の名称だけでなく実質的な内容で判断するため、注意しましょう。

3. オンコール待機時間の取り扱い

　24時間対応体制をとっている訪問看護ステーションでは、オンコールの待機時間を労働時間とみなすかが論点になることがあります。この点は一般的には労働時間ではないと解されることが多いです。ただし、最終的には待機場所・時間的拘束性等から判断されるため、留意が必要です。

4. 有給休暇

　有給休暇とは、給与の発生する休暇日です。正社員のみならず、パートタイ

表2 | 有給休暇の付与日数（就業規則への記載例）

年次有給休暇

第23条 採用日から6か月間継続勤務し、所定労働日の8割以上出勤した労働者に対しては、10日の年次有給休暇を与える。その後1年間継続勤務するごとに、当該1年間において所定労働日の8割以上出勤した労働者に対しては、下の表のとおり勤続期間に応じた日数の年次有給休暇を与える。

勤続期間	6か月	1年6か月	2年6か月	3年6か月	4年6か月	5年6か月	6年6か月以上
付与日数	10日	11日	12日	14日	16日	18日	20日

2 前項の規定にかかわらず、週所定労働時間30時間未満であり、かつ、週所定労働日数が4日以下（週以外の期間によって所定労働日数を定める労働者については年間所定労働日数が216日以下）の労働者に対しては、下の表のとおり所定労働日数及び勤続期間に応じた日数の年次有給休暇を与える。

週所定労働日数	1年間の所定労働日数	勤続期間						
		6か月	1年6か月	2年6か月	3年6か月	4年6か月	5年6か月	6年6か月以上
4日	169日〜216日	7日	8日	9日	10日	12日	13日	15日
3日	121日〜168日	5日	6日	6日	8日	9日	10日	11日
2日	73日〜120日	3日	4日	4日	5日	6日	6日	7日
1日	48日〜72日	1日	2日	2日	2日	3日	3日	3日

3 第1項又は第2項の年次有給休暇は、労働者があらかじめ請求する時季に取得させる。ただし、労働者が請求した時季に年次有給休暇を取得させることが事業の正常な運営を妨げる場合は、他の時季に取得させることがある。

4 前項の規定にかかわらず、労働者代表との書面による協定により、各労働者の有する年次有給休暇日数のうち5日を超える部分について、あらかじめ時季を指定して取得させることがある。

〈出典〉厚生労働省：モデル就業規則　令和5年7月版, p.38, 2023.

ム職員にも適用されます。

　労働基準法で、雇入れの日から6カ月間、継続勤務し、全労働日の8割以上出勤した労働者に対しては10日以上の年次有給休暇を与えなければならないと定められています[*4]。有給休暇の日数は、継続勤務年数に従い加算されます。週の所定労働時間日数が30時間未満であっても、正規雇用労働者の所定労働時間日数との比率を考慮して法で定められた日数以上の年次有給休暇を与えなければなりません。表2は、前述のモデル就業規則に示された、有給休暇の付与日数の記載例です[3)]。

　有給休暇の時効は2年間です[*5]。ベテランのスタッフなどが「有給休暇が40日ある」と話すのを聞いたことはないでしょうか。これは表2の「6年6か月以上」の勤続期間の場合、20日の有給休暇が付与され、その消滅時効が2年であることからです。

　有給休暇は労働者の権利であり、原則として理由を問わずいつでも取得することができます[*6]。一方、経営者・管理者側にも繁忙期等を理由に休暇の請求を拒否する時季変更権がありますが、単に「忙しい」というだけでは理由として認められません。これは有給休暇の取得は希望に沿うように配慮することが経営者・管理者に義務づけられているからです。そのため、有給休暇の申請があった場合には経営者・管理者は時季変更権を行使する前に、訪問予定の調整

*4
労働基準法第39条

*5
労働基準法第115条

*6
なお、2019年4月から、すべての労働者に対して年5日の年次有給休暇の取得が義務化されました。

やほかのスタッフとの勤務の交代など、有給休暇を取得できるように、努力する必要があります。そのような措置を講じてもなお、当該スタッフの有給休暇取得によって事業運営が妨げられる場合にのみ、時季変更権を行使できます。しかし、時季変更権の行使が認められるかどうかは個別判断になることなどからトラブルになりやすいため、慎重に判断する必要があります。

給与等と資金繰り

　訪問看護ステーションを経営する上で、特に大きな支出は看護職をはじめとするスタッフに支給する給与等（給与・賞与）です。給与等の仕組みや支出のタイミングを正しく理解していなければ、給与等に関する多額の支払いが必要となる月などに必要な資金を用意できず、資金不足に陥る危険があります。

　そこで、給与等の基本的な仕組みと留意点、事業主の負担を確認しましょう。

給与の構成

　給与は、毎月の総支給額から各種の控除額を差し引いた支給額が支払われます。総支給額＝額面給与、控除額＝天引き、支給額＝手取り額という表現だと、より理解しやすいかもしれません。

　総支給額は、固定的な支給である基本給と、それに加算する各種手当などで構成されます。手当の内容は事業所により異なりますが、資格手当・オンコール手当などのほか、就業状況等に応じた残業手当・休日出勤手当などがあります。ここから、法律等の定めに基づき控除額を差し引いた金額が支給額となります。

　給与等から控除されるものには、大きく2種類があります。社会保険料と税金です。

　社会保険料とは、広義には健康保険料・介護保険料・厚生年金保険料・雇用保険料・労災保険料の5つをいいますが、本稿では狭義での健康保険料・介護保険料・厚生年金保険料の3つを指すものとします。その理由は、実務上、この3つは毎月末に法人等の口座から引き落とされ、通帳にはまとめて「社会保険料」と印字されるため、本稿でもこれに合わせた扱いとするほうがイメージしやすいからです。なお、雇用保険料と労災保険料は併せて「労働保険料」として扱われ、毎年7月10日までに1年分をまとめて申告・納付します。

　税金は、住民税と源泉所得税の2種類があります。このうち、住民税は原則として前年度の所得等に基づき、毎月同額が控除されます。これに対して源泉所得税は毎月の総支給額等によって徴収金額が変動します。

　源泉所得税の計算はそれほど難しくありませんが、管理者などが給与計算をしている場合は、定期的に税理士や社会保険労務士などの専門家の確認を受けると安心でしょう。

表3 | 給与・賞与支給額のモデルケース

毎月の給与

		Aさん	Bさん	Cさん	合計
総支給額		400,000	400,000	400,000	1,200,000
控除額		91,588	91,588	91,588	274,764
控除額内訳（再掲）	健康保険料	20,295	20,295	20,295	60,885
	介護保険料	3,218	3,218	3,218	9,654
	厚生年金	37,515	37,515	37,515	112,545
	上記計（再掲）	61,028	61,028	61,028	183,084
	雇用保険料	1,200	1,200	1,200	3,600
	源泉所得税	11,360	11,360	11,360	34,080
	住民税	18,000	18,000	18,000	54,000
支給額		308,412	308,412	308,412	925,236

賞与

		Aさん	Bさん	Cさん	合計
総支給額		400,000	400,000	400,000	1,200,000
控除額		95,378	95,378	95,378	286,134
控除額内訳（再掲）	健康保険料	19,800	19,800	19,800	59,400
	介護保険料	3,140	3,140	3,140	9,420
	厚生年金	36,600	36,600	36,600	109,800
	上記計（再掲）	59,540	59,540	59,540	178,620
	雇用保険料	1,200	1,200	1,200	3,600
	源泉所得税	34,638	34,638	34,638	103,914
支給額		304,622	304,622	304,622	913,866

【給与計算の前提】
・社会保険料率は全国健康保険協会「平成30年4月分（5月納付分）からの健康保険・厚生年金保険の保険料額表（東京都）」の料率を使用
・社会保険料計算の基礎となる標準報酬月額は410,000円を使用
・社会保険料の事業主負担は控除額と同額として計算
・住民税については18,000円と仮定
※実際の料率や詳細な計算は状況等により異なることがあります

給与支払いの必要額

　控除した金額は、事業主がスタッフに代わり、それぞれ定められた期限までに納付します。社会保険料・労働保険料については、控除額に加えて事業主も一定の金額を負担することが定められています。なお、源泉所得税・住民税は控除額をそのまま納付し、事業主の負担額はありません。

　このため、給与等に関する資金繰りにおいては、その月の支給額のみではなく、控除金額およびそれに関連して事業主が負担すべき金額も合わせて資金を用意する必要があります。

　これらの必要額をイメージするため、モデルケースを示します（表3）。3人の看護師に対して、月40万円の給与、さらに7月・12月に賞与としてそれぞれ40万円を支給する（年収560万円）とします。この場合、1人1カ月あたりの控除額は9万1,588円、支給額は30万8,412円です。

　ここから、事業主は最低限、3人分の支給額である92万5,236円を用意すれば給与についての資金繰りがつくと誤解する人もいますが、実際は社会保険料については当該月の翌月末に納付をする必要があります。つまり、業務開始後2カ月目以降は、毎月、給与に関する支払いとして最低限、支給額＋前月分の社会保険料を用意しなければなりません。モデルケースで、社会保険料の事業主負担を控除額と同額として計算した場合、1カ月あたりの必要額は合計129万1,404円で、総支給額の120万円を上回る金額が必要となることがわかります。

表4 ｜ モデルケースによる年間の給与等支払いスケジュールと支払い額

		4月	5月	6月	7月	8月	9月	10月
額面支給	給与	1,200,000	1,200,000	1,200,000	1,200,000	1,200,000	1,200,000	1,200,000
	賞与				1,200,000			
	支給額計	1,200,000	1,200,000	1,200,000	2,400,000	1,200,000	1,200,000	1,200,000

支出項目	支払期限等※	4月	5月	6月	7月	8月	9月	10月
給与支払い（手取）	給与支給日	925,236	925,236	925,236	925,236	925,236	925,236	925,236
賞与支払い（手取）	賞与支給日				913,866			
給与社会保険料納付	控除した翌月末	366,168	366,168	366,168	366,168	366,168	366,168	366,168
賞与社会保険料納付	控除した翌月末					357,240		
源泉所得税納付	7月10日・1月20日					204,480		
住民税納付	6月10日・12月10日			324,000				
労働保険料納付	7月10日				100,000			
支出額合計		1,291,404	1,291,404	1,615,404	2,509,750	1,648,644	1,291,404	1,291,404

※前年より継続して勤務していると仮定
※1月の源泉所得税納付について年末調整は考慮しない
※一部例外等あり、詳細は専門家（税理士・社会保険労務士等）にご確認ください

源泉所得税・住民税納付を年2回にする「納期の特例」

　　事業主は、控除した源泉所得税と住民税については、原則として実際に給与等を支払った月の翌月10日までに納めなければなりません。しかし、給与の支払いを受けるスタッフ（納税義務者）が常時10人未満の事業主に限り、源泉所得税は所轄税務署、住民税はスタッフの居住する区市町村に申請書を提出し承認された場合に、源泉所得税は1・7月、住民税は6・12月の年2回に分けて納付することが可能です。これを「納期の特例」といいます[4-6]。

　　納付が半年に1回となり、事務手続きが簡便になることに加え、資金繰りの観点からも余裕が生まれるため、おすすめです。資金繰りは、基本的に"収入はなるべく早く、支出はなるべく遅く"が有利です。この特例を含め、適正な範囲で支払いを遅らせられるとよいでしょう。

　　ただし、納期の特例を活用する場合、支出が半年に1回で済む一方、当然ながら半年分の支出がまとめて発生することとなるので、それを踏まえた資金繰り計画が必要です。

賞与支給月の翌月に注意

　　モデルケースによる年間の給与等に関する支払いスケジュールと支払い額を

11月	12月	1月	2月	3月	計
1,200,000	1,200,000	1,200,000	1,200,000	1,200,000	14,400,000
	1,200,000				2,400,000
1,200,000	2,400,000	1,200,000	1,200,000	1,200,000	16,800,000

11月	12月	1月	2月	3月	合計
925,236	925,236	925,236	925,236	925,236	11,102,832
	913,866				1,827,732
366,168	366,168	366,168	366,168	366,168	4,394,016
		357,240			714,480
		412,308			616,788
	324,000				648,000
					100,000
1,291,404	2,529,270	2,060,952	1,291,404	1,291,404	19,403,848

表5 ｜ 支払い額に変動がある月の支出額・変動額・変動事由

月	支出額	変動額	変動事由
6	1,615,404	324,000	住民税納付
7	2,509,750	1,218,346	賞与支払い・源泉所得税納付・労働保険料納付
8	1,648,644	357,240	賞与社会保険料支払い
12	2,529,270	1,237,866	賞与支払い・住民税納付
1	2,060,952	769,548	賞与社会保険料支払い・源泉所得税納付

見てみましょう（表4）。毎月の基本的な支払い額は前述のとおり129万1,404円です。ただし、6・7・8・12・1月については支出が多くなります。表5はこれらの月の支出額と変動額、その事由を示したものです。

　7・12月の賞与支給月に資金負担が増えることはイメージしやすいと思いますが、注目すべきはその翌月です。賞与支給月の翌月（「被保険者賞与支払届」の提出状況によっては翌々月以降になる場合もある）には、賞与に関する社会保険料負担が発生します。これは資金繰り上、かなり大きな影響があります。

　特に、前述した納期の特例を利用している場合、賞与に関する社会保険料納付と1月20日納期限の源泉所得税納付とが重なり、多額の支出が発生する可能性があります。そのため、1月は資金繰りが悪化しやすく、特に注意が必要な月といえます。資金繰りとしては12月の賞与支給のみならず翌月の社会保

険料・源泉所得税の資金需要までを念頭に置いて見とおしを立てておくことが重要です。

　万が一、資金繰りが厳しくなった場合は、金融機関への賞与資金の融資依頼も検討する必要があるでしょう。ただし、融資審査には時間がかかり、また必ずしも融資が下りるとは限らないため、やはり早めの予測と準備が肝要です。

新規採用による人件費増額は年収の120%相当

　最後に、新たなスタッフの採用によって発生する人件費の概算について考えます。事業主負担の社会保険料を含めて、新規採用により増加するコストとしてスタッフの年収（総支給額）の何%程度を見積もればよいのでしょうか。

　モデルケースにおけるスタッフ1人当たりの年収は560万円です。これに対して社会保険料等の負担まで加味した法人負担額は646万7,949円なので、比率にして約120%の金額が必要であることがわかります。また、厳密には人件費とは異なりますが、新たなスタッフが使用する事務用品や機器、訪問時のガソリン代などの支出増なども含め、年収の120%程度のコスト増を見込むところも多いようです。

引用文献

1 ）厚生労働省：モデル就業規則　令和5年7月版.
　　https://www.mhlw.go.jp/content/001018385.pdf［2023.12.13 確認］
2 ）前掲1）, p.2-3.
3 ）前掲1）, p.38.
4 ）全国健康保険協会：平成30年4月分（5月納付分）からの健康保険・厚生年金保険の保険料額表（東京都）.
　　https://www.kyoukaikenpo.or.jp/~/media/Files/shared/hokenryouritu/h30/ippan4gatu_2/h30413tokyo_02.pdf［2024.3.28 確認］
5 ）東京都：特別徴収にかかる手続きについて, 納期の特例.
　　https://www.tax.metro.tokyo.jp/kazei/tokubetsu/tetsuzuki.html［2023.12.13 確認］
6 ）国税庁：手続名　源泉所得税の納期の特例の承認に関する申請.
　　https://www.nta.go.jp/taxes/tetsuzuki/shinsei/annai/gensen/annai/1648_14.htm［2023.12.13 確認］

3 定期昇給について考えよう

法人経営と定期昇給

　皆さんの訪問看護ステーションには定期昇給はありますか？　定期昇給とは毎年一定の時期に、年齢や勤続年数等の個人の属性に応じて賃金（主に基本給）を上げる制度です。例えば4月にスタッフの勤続年数等に応じて基本給を昇給させることなどです。

　定期昇給と似た意味合いの言葉としてベースアップ*があります。ベースアップとはスタッフ全員の基本給を底上げする賃金改定です。定期昇給との違いは、定期昇給は一般的に年齢や勤続年数に応じて法人が賃金設計等を行い、それらの条件区分ごとに昇給幅が異なるのに対して、ベースアップはスタッフ全員の賃金が一律・同額で上昇する点です。高度経済成長期など物価が上昇していた時期には大きな意味を持っていましたが、近年はベースアップをする法人は少なく、定期昇給のみを行うところが多い印象です。

<aside>
*
労使交渉の春闘（春季生活闘争）などでよく耳にする「ベア」は、このベースアップを指します。
</aside>

　定期昇給には、法人の賃金制度に基づき年齢等に応じて決定されるいわゆる年功序列型と、人事評価や業績等によって決定される成果主義型等があります。訪問看護ステーションでは、折衷型ともいえる、管理者が1人ひとりの勤続年数・勤務態度・スキル等を考慮して個人ごとに昇給額を決定することが多いでしょう。なぜなら多くの訪問看護ステーションは小規模事業所であり、制度に基づく評価方法（人事考課制度）が馴染みにくいからです。一方で、病院の看護部門では、人事考課制度等に基づき昇給額を決定するケースが一般的です。病院は組織規模が大きく、看護師長などの管理職は評価者としてのスキルを身につけるために考課者研修を受け、自部門のスタッフをラダーや目標管理等に基づき評価します。訪問看護ステーション管理者の中にも、そうした経験を自ステーションの昇給決定に生かしている人は多いでしょう。

　以下に、10人前後の規模のステーションを想定し、定期昇給について解説します。

経営的な側面から定期昇給を考える

　訪問看護ステーションの管理者・経営者が定期昇給を決定する際に考慮しなければならないことは、定期昇給に基づく人件費（率）の上昇が経営に与える影響です。経営全体を考慮せずに定期昇給を実行すれば、人件費（率）が過大

となり、経営を圧迫しかねません。頑張っている人を評価したいという気持ちは誰もが持っていると思いますが、それによって経営が苦しくなっては本末転倒です。

　特に、昇給額（率）を毎年一定にしている場合は、年々少しずつ経営が圧迫されていくことも想定されます。

定期昇給とモチベーション

　筆者は管理者・経営者と定期昇給について話す際に、少なくとも常勤スタッフは一部の例外を除いて毎年必ず全員を昇給させたほうがよいと伝えています。評価の低いスタッフや、昇給直前にトラブルのあったスタッフなどには、心情的に昇給させたくないというケースもあるでしょうが、1年間、組織に貢献してくれたのであれば、たとえ100円でも昇給させることをおすすめします。

　訪問看護ステーションでは、訪問スタッフは、収益獲得のための唯一の源泉です。サービス業において人材は生命線です。そのため、たとえ管理者としてそのスタッフに満足していなかったとしても、スタッフの組織への貢献に対し、賃金面で多少なりとも評価することが望まれます。

　スタッフ側も、定期昇給がなければモチベーションは確実に下がります。それまでの職歴（病院など）で毎年、定期昇給があった場合は、それを当然のものとして期待します。そうした背景も踏まえると、やはり常勤スタッフには原則として全員の定期昇給を前提とすべきです。

　ただし、例外もあります。あまり推奨はしていませんが、定期昇給がないためにモチベーションが下がることを逆手にとるようなケースです。具体的には、評価が著しく低く、退職してほしいと思っているスタッフなどの場合です。労働基準法では、労働者は厚く保護され、経営者の雇用責任は大変重いものになっています。制度上、スタッフを解雇することは容易ではありません。しかし、現実問題として、利用者に不利益を与えたり職場の雰囲気を悪くして法人全体の士気を下げたりするスタッフに頭を抱えている管理者・経営者もいます。そうしたケースまで定期昇給の対象とする必要はないでしょう。

　「平成30年度中小企業の雇用状況等に関する調査」[1]によると、2018年度に賃金の引き上げを実施するとした企業は、正社員については81.1％、非正規社員では59.5％でした。また、賃金を引き上げた理由は正社員・非正規社員ともに「人材の採用・従業員の引き留めの必要性」が上位に上りました。

　看護職をはじめとする国家資格保有者は、一般職よりも転職が容易であることを踏まえると、人材確保のための賃金引き上げの必要性は高いといえます。

　日本看護協会の「看護職の賃金の実態」[2]によれば、管理者ではない看護職について20～24歳（平均年齢23.2歳）の給与総月額を100％とすると、45～49歳（同46.9）までの基本給月額の増加率は132％、50～54歳（同51.8歳）までの増加率は145％でした。これは病院の賃金についての調査結果ですが、中長期的な昇給幅や全体的な賃金カーブのイメージとして、参考になる資料です。

表1｜定期昇給のシミュレーション例

項目	損益計算	売上比
売上高（単価8,500円×月240回訪問）	24,480,000	100%
人件費（下記参照）	18,984,000	78%
その他経費（売上高の20%と仮定）	4,896,000	20%
費用合計	23,880,000	98%
差引利益	600,000	2%

人件費内訳

項目	職員A	職員B	職員C	計
月額給与	450,000	400,000	350,000	1,200,000
賞与（2カ月分）	900,000	800,000	700,000	2,400,000
支給額計（月額×12+賞与）	6,300,000	5,600,000	4,900,000	16,800,000
法定福利費（上記×13%）	819,000	728,000	637,000	2,184,000
人件費計（支給額計+法定福利費）	7,119,000	6,328,000	5,537,000	18,984,000

定期昇給を2%とした場合

項目	2年目 損益計算	売上比	5年目 損益計算	売上比
売上高（単価8,500円×月240回訪問）	24,480,000	100%	24,480,000	100%
人件費（下記参照）	19,363,680	79%	20,548,892	84%
その他経費（売上高の20%と仮定）	4,896,000	20%	4,896,000	20%
費用合計	24,259,680	99%	25,444,892	104%
差引利益	220,320	1%	−964,892	−4%

2年目の1人別給与（2%昇給）

項目	職員A	職員B	職員C	計
月額給与	459,000	408,000	357,000	1,224,000
賞与（2カ月分）	918,000	816,000	714,000	2,448,000
支給額計（月額×12+賞与）	6,426,000	5,712,000	4,998,000	17,136,000
法定福利費（上記×13%）	835,380	742,560	649,740	2,227,680
人件費計（支給額計+法定福利費）	7,261,380	6,454,560	5,647,740	19,363,680
昇給額	9,000	8,000	7,000	−
昇給率	2%	2%	2%	

1人別給与5年間の推移（2%昇給）

	初年度	2年目	3年目	4年目	5年目
職員A	6,300,000	6,426,000	6,554,520	6,685,610.4	6,819,322.608
職員B	5,600,000	5,712,000	5,826,240	5,942,764.8	6,061,620.096
職員C	4,900,000	4,998,000	5,097,960	5,199,919.2	5,303,917.584
合計	16,800,000	17,136,000	17,478,720	17,828,294	18,184,860
増加率	100%	102%	102%	102%	102%

1人別支給額（法定福利費含む）5年間の推移（2%昇給）

	初年度	2年目	3年目	4年目	5年目
職員A	7,119,000	7,261,380	7,406,607.6	7,554,739.752	7,705,834.547
職員B	6,328,000	6,454,560	6,583,651.2	6,715,324.224	6,849,630.708
職員C	5,537,000	5,647,740	5,760,694.8	5,875,908.696	5,993,426.87
合計	18,984,000	19,363,680	19,750,954	20,145,973	20,548,892
増加率	100%	102%	102%	102%	102%

※小数点以下の端数処理により、最終数値が一致しない箇所があります

パートスタッフの昇給の注意点

　パートスタッフの定期昇給については、状況によって判断が分かれます。というのも、パートスタッフは常勤スタッフに比べてさまざまな事情や制約があるためです。

　例えば、社会保険の加入対象とならないよう年収130万円未満での就業を希望している人は、昇給すると逆に労働可能な時間が減少します。具体的には、時給2,000円の場合は年間の労働可能時間は650時間未満（2,000 × 650 = 130万円。なお、交通費は発生しないものとする）ですが、仮に50円昇給した場合、年間の労働可能時間は約634時間（130万円 ÷ 2,050円 ≒ 634時間）となります。つまり、年収に制約のあるスタッフの場合、昇給により総労働時間の短縮や勤務可能日数の減少につながる可能性もあります。そのため、パートスタッフについてはそれぞれの事情を考慮し、慎重に検討することが必要です。

定期昇給額（率）のシミュレーション

　定期昇給額（率）を実際にどのように決定するかは、法人の経営状況や運営方針、さらには近隣相場の動向などを踏まえて総合的かつ法人独自に決定するほかありません。全国的な統計や業界データは、あくまで参考値やイメージとして活用するに留めることが実務的です。

　昇給額を決定する際は、必ずシミュレーションを行いましょう。仮に売上が一定であった場合、昇給によって人件費率は増加します。直近の決算データを用いて想定する金額の昇給を行った場合、売上から費用を差し引いた利益に及ぼす影響を検討します。

　昇給によって人件費が増え、その結果、赤字になることは、経営上、好ましくありません。また、翌年度以降も同水準の昇給額を実現していった場合に、中長期的に経営状況がどのような影響を受けるかも検討する必要があります。

　表1はシミュレーションのサンプルです。スタッフ3人、売上高2,448万円の訪問看護ステーションの人件費比率が78％であった場合、職員の昇給を年間2％（7,000〜9,000円）とし、人件費以外の要素は変わらないと仮定した場合、翌年の人件費は79％と1ポイント上昇します。さらに同様の条件で、毎年2％の昇給を行った場合、5年後の人件費率は84％と当初より6ポイント上昇し、損益は約96万5,000円の赤字となります。

　もちろん売上高の増加や新たな人材採用など、経営を継続する上ではさまざまな要素があるため、表はあくまで単純なシミュレーションにすぎません。とはいえ、もし形式的に、半ばベースアップのように昇給額を決定しているステーションがあれば、それが法人全体に与える影響を踏まえて、妥当性を検討する必要があるでしょう。

定期昇給とスタッフとのコミュニケーション

　筆者の経験上、定期昇給額は毎年1,000〜1万円程度としているステーションが多い印象です。賃金表の作成や人事考課の導入をしているステーションもありますが、管理者・経営者の独断で行っているステーションも少なくありません。

　定期昇給の決定時には、スタッフと面談し、昇給前・昇給後の月額ベースでの基本給を提示して説明することをおすすめします。中には定期昇給を前提に、毎年決まった月から自動的に給与が上がることを当然と捉えるスタッフもいます。そのようなスタッフは、当然ながら働き方もそれまでどおりとなってしまいます。せっかく評価して昇給を行うのですから、その思いやスタッフのさらなる活躍への期待を伝えることは大切です。賃金に関する面談は、スタッフも真剣に話を聞きやすい傾向があります。その機会を生かし、よりよいケア提供につなげましょう。

引用文献

1）三菱UFJリサーチ＆コンサルティング：中小企業庁委託事業　平成30年度中小企業の雇用状況等に関する調査研究報告書.
　　https：//www.meti.go.jp/meti_lib/report/H30FY/000513.pdf［2023.12.6確認］
2）日本看護協会：看護職の賃金の実態.
　　https：//www.nurse.or.jp/nursing/shuroanzen/chingin/data/pdf/revelation.pdf［2023.12.6確認］

4 未収金管理によって資金繰りを改善しよう

資金収支への影響が大きい未収金管理

未収金とは、売上が発生したものの、まだ入金されていない状態のお金です。未収金管理は、医療・介護事業経営において重要な課題です。なぜなら医療・介護事業では、小売店や飲食店のように商品の売上と現金の入金が同時に発生するのではなく、通常はサービス提供から実際の入金までに一定の間隔が発生するためです。特に、保険請求に基づく売上と入金には約2カ月のタイムラグが生じます。未収金管理をしっかりと行わなければ「いつ、いくら入金されるか」「現時点での未収金額はいくらあるか」「請求したとおりの金額が入金されているか」などを把握できなくなります。これは法人の資金繰りを悪化させる要因になりかねません。

経営では、売上や利益を増やすことも重要ですが、それ以上に重要なのは手元資金（キャッシュ）が底をつかない状態にすることです。手元資金のない"資金ショート"の状態になると、どんなに売上や利益があっても法人は倒産します。このような、利益があるにもかかわらず資金ショートで倒産することを"黒字倒産"といいます。そのため、経営者・管理者は常に資金収支の状況に留意する必要があります。この上で重要なポイントが未収金管理なのです。

訪問看護は保険請求が複雑

訪問看護ステーションの未収金は、①保険請求と、後述する②利用者自己負担金（以下：利用者負担金）の2つに大別できます。

①の保険請求について説明します。介護保険を例とすると、1単位10円で利用者負担を1割とした場合、1,000単位のサービスを提供すれば1万円の売上となります。その内訳は保険請求9,000円、利用者負担金1,000円です。保険請求は月末までのサービス提供分を翌月10日までに集計し、各都道府県の国民健康保険団体連合会（以下：国保連）に請求します。請求内容は審査を受け、サービス提供月の翌々月25日ごろに入金されます。例えば1月分の請求の場合、1月31日までのサービス提供分を2月10日までに集計・請求、入金は3月25日ごろです。このため、請求した金額は、約2カ月間は未収金の状態となります。

また、訪問看護ステーションは多くの場合、医療保険と介護保険の両方のサー

ビスを提供しています。これが保険請求や未収金管理をより複雑にしています。医療保険に関しては社会保険診療支払基金（以下：社保）と国民健康保険（以下：国保）へ、介護保険に関しては国保連への請求・収入が発生するため、この3つに利用者負担金を加えた4種類の未収金が常時、存在することになります。さらに、場合によっては自賠責保険など、そのほかの保険に関する請求に基づく収入が生じることもあります。

これらの未収金を管理することは実務上、大変に困難です。筆者はこれまでに多くの医療・介護事業所の未収金管理状況を見てきましたが、完璧に行えている事業所はごく少数でした。

利用者未収金の特徴

訪問看護ステーションの医療保険・介護保険サービスの提供における未収金は、大きく2種類に分けられます。1つは国保連等への請求に関するもの、もう1つは個々の利用者が直接支払う利用者自己負担金に関するもの（以下：利用者未収金）です。

後者の利用者未収金について解説します※。

※
なお、保険サービスに基づく利用者未収金については、各ステーションの契約等により状況が異なるため、ここでは取り上げません。

利用者未収金とは、医療保険・介護保険サービスを受けた利用者が定められた割合に応じて支払う自己負担金額のうち、まだ支払われていないものです。訪問看護ステーションにおいては、自己負担のある利用者であれば、これは必ず発生します。前述したとおり、訪問看護サービスでは月初から月末までのサービス提供分を翌月の10日までに集計して請求しており、その請求額が確定するまでは利用者負担金額も確定せず、請求・収受ができないためです。したがって、保険請求と同じタイミングで、利用者未収金が発生することとなります。

1. 保険請求との相違点

ただし、利用者未収金には、国保連等への保険請求と大きく異なる点が2つあります。

1つ目は、正しく請求しても利用者の事情等によって必ずしも正しく入金されない（回収できない）ことがある点です。具体例としては、口座振替の場合に利用者の預金口座が残高不足である、また振り込みの場合に利用者が振り込むのを失念する、請求額と実際の入金額に過不足が生じる、といったケースです。

2つ目は、国保連などからの入金方法は振り込みのみである一方、利用者負担金は状況によっては現金で直接支払われることがある点です。利用者が希望する場合や、ターミナル期などの短期間のみの利用であり、手数料等を勘案して口座振替手続きを行うことが不合理と判断された場合などが想定されます。

こうした状況から、利用者未収金の回収は保険請求よりもさらに複雑となることが少なくありません。

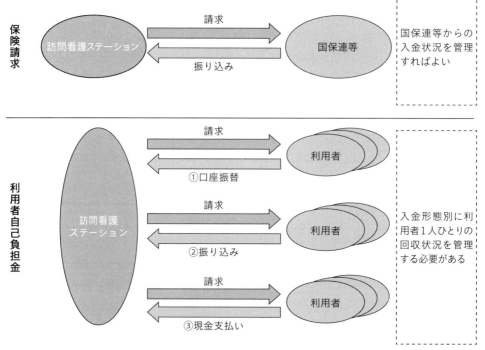

図1 ｜ 保険請求と利用者自己負担金の回収形態の違い

2. なるべくシンプルな管理体系に

　利用者負担金の支払い方法には、①口座振替、②利用者による振り込み、③現金支払い、の3通りがあります（図1）。個人的には、これらは一覧表などで一括管理するのではなく、3種類それぞれに分けて管理することをすすめています。また、保険外サービスなどの課税売上高が1,000万円を超える消費税課税事業者である訪問看護ステーションの場合は、利用者未収金をさらに保険請求部分と自費部分に分ける必要があり、より細分化する手間が発生します。そのため、なるべく管理しやすいようシンプルな体系にしておくとよいでしょう。

未収金管理と残高管理

　では、未収金管理とは具体的にどのようなことを指すのでしょうか。どの業務までを未収金管理と捉えるかにはさまざまな考えがありますが、筆者は特に「残高管理・原因追究・再請求・回収・再発防止」が適時に行われている状態と考えます。

　このうち、特に経営者・管理者（保険請求事務担当者）の多くが苦手としているのが「残高管理」です。残高管理とは、月末時点において未収金がいくらあるかという状態を指します。具体例として、6月末日時点における未収金残高について考えてみます。

　まず、6月分の売上（6月1〜30日のサービス提供における売上）に対する保険請

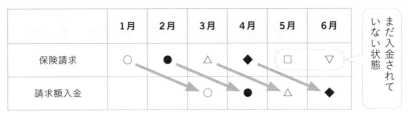

	1月	2月	3月	4月	5月	6月	
保険請求	○	●	△	◆	□	▽	まだ入金されていない状態
請求額入金				○	●	△	◆

6月末時点での未収金（入金されていない売上）は5月請求分と6月請求分の2カ月分となる

※1　4月以前の請求についての返戻・査定分は未収金を減額する

※2　保留分については未収金を減額しないこともあり得る

図2｜保険請求と入金のタイムラグによる未収金の発生

求分は8月25日ごろ入金されます。そのため、6月末日時点では、6月分の売上は発生しているが入金がされていない、未収金です。次に、5月分の売上の入金は7月25日ごろです。そのため、6月分と同様、6月末日時点で売上は発生・請求しているが入金はされておらず、未収金の状態です。

　一方で、4月分の売上は6月25日ごろに入金されるため、6月末日時点では売上の発生・請求・入金までが完了しており、未収金の状態ではありません（一部除く、後述）。したがって、6月末時点での未収金残高は5・6月の2カ月分の請求額の合計額です（図2）。

　このように、ある月の医療保険・介護保険などの未収金残高は、その月とその前月の請求額と、原則、一致しなければなりません。しかし、現実にはこれはなかなか難しいのが実情です。

1. 未収金管理が難しい理由

　訪問看護ステーションの未収金管理が難しい理由は主に3つあります。

　1つ目は前述のように管理すべき対象が通常は4種類あり、対象数が多いことです。

　2つ目は訪問看護ステーションでは人的資源に限りがある点です。未収金管理は、本来は最少でも事業所内部の担当者2人以上に、外部チェックとして税理士などの専門家を1人入れた体制で行うべきですが、実際はステーション管理者が1人で行っている場合も少なくありません。

　3つ目は返戻・査定・保留等（以下：返戻等）についてのチェックが不十分になりやすいことです。これらのうち、再度請求を行う必要がある返戻や入金されないことが確定した査定についてはいったん売上を取り消す必要がある一方、保留についてはその後の経緯・結果によって対応が異なるため、未収金として計上したままとします。さらに再請求分については再請求をした月に再び売上（未収金）として計上します。このため、未収金管理では「請求明細書・給付管理票返戻（保留）一覧表」（図3）[1]により返戻等の原因を把握し、必要に応じて再請求を行い、その入金を確認して再発防止に取り組むことが重要です。未収金管理ができていない状況とは、この返戻等の後追いができておらず、未収金残高に5月分・6月分請求額との差異があり、そのほかにも原因不明の未収金

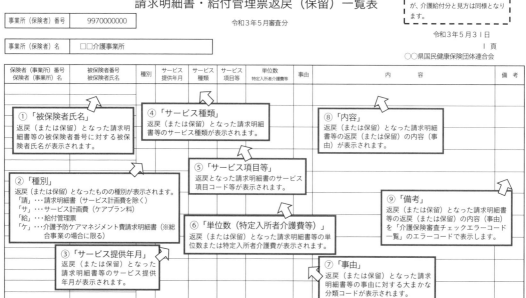

請求明細書・給付管理票返戻（保留）一覧表

令和3年5月審査分

※介護予防・日常生活支援総合事業分については、様式は別様式となるが、介護給付分と見方は同様となります。

事業所（保険者）番号	9970000000

令和3年5月31日
1 頁
○○県国民健康保険団体連合会

事業所（保険者）名	□□介護事業所

① 「被保険者氏名」
返戻（または保留）となった請求明細書等の被保険者番号に対する被保険者氏名が表示されます。

④ 「サービス種類」
返戻（または保留）となった請求明細書等のサービス種類が表示されます。

⑧ 「内容」
返戻（または保留）となった請求明細書等の返戻（または保留）の内容（事由）が表示されます。

② 「種別」
返戻（または保留）となったものの種別が表示されます。
「請」…請求明細書（サービス計画費を除く）
「サ」…サービス計画費（ケアプラン料）
「給」…給付管理票
「ケ」…介護予防ケアマネジメント費請求明細書（※総合事業の場合に限る）

⑤ 「サービス項目等」
返戻となった請求明細書のサービス項目コード等が表示されます。

⑨ 「備考」
返戻（または保留）となった請求明細書等の返戻（または保留）の内容（事由）を「介護保険審査チェックエラーコード一覧」のエラーコードで表示します。

③ 「サービス提供年月」
返戻（または保留）となった請求明細書等のサービス提供年月が表示されます。

⑥ 「単位数（特定入所者介護費等）」
返戻（または保留）となった請求明細書等の単位数または特定入所者介護費が表示されます。

⑦ 「事由」
返戻（または保留）となった請求明細書等の事由に対する大まかな分類コードが表示されます。

※ 種別 ：サ…サービス計画費請求明細書、請…請求明細書、給…給付管理票、ケ…介護予防ケアマネジメント費請求明細書（※総合事業の場合に限る）
※ 備考の保留は、当月審査分において居宅介護支援事業所又は地域包括支援センターから給付管理票の提出がないため、保留扱いとしたものである。

図3｜請求明細書・給付管理票返戻（保留）一覧表
〈出典〉公益社団法人国民健康保険中央会：介護給付費請求の手引き（審査支払結果帳票の解説），p.14，2021.

が存在する状態となっていることを示します。

2. スタッフにタダ働きをさせない

　利用者未収金は、保険請求における未収金と同様、正確な管理のための業務にはかなり労力がかかります。しかし、これらは資金繰り上、非常に重要であるとともに、スタッフが実施したサービスの対価の全額を回収しない状態は、未回収部分についてスタッフに"タダ働き"をさせていることと同様であり、管理者として不適切な姿勢だといえます。そのような事態を避けるためにも、未収金管理は徹底する必要があります。

利用者未収金の管理方法

1. 口座振替

　利用者負担金を集金代行業者に依頼して口座振替としている訪問看護ステーションは多いかと思います。利用者は振り込みの作業を行ったり手数料を負担したりする必要がなく、引き落とし口座に残高不足などがなければ請求額が期日に全額回収されるため、利用者とステーションの双方にとって利点のある方法です。

　一方で、口座振替の注意点は振替不能が発生することです。そのため、振替不能の有無と滞留状況の把握、その原因追究といった残高管理が重要となりま

表1 | 口座振替に関する未収金管理の例

	1月	2月	3月	4月	5月	6月	計
正常件数	60	62	60	63	(7月5日振替)	(8月5日振替)	
正常金額	280,000	290,000	282,000	300,000			
不能件数 ┐※	2	0	0	1			
不能金額 ┘	10,000	0	0	5,000	未収金		
請求合計件数	62	62	60	64	63	63	
請求合計金額	290,000	290,000	282,000	305,000	300,000	300,000	1,767,000

※振替不能詳細管理

	1月	2月	3月	4月	5月	6月	6月末時点 振替不能未収金
Aさん	6,000	−6,000			(7月5日 振替結果 による)	(8月5日 振替結果 による)	0
Bさん	4,000	−4,000					0
Cさん				5,000			5,000
合計	10,000	−10,000	0	5,000			5,000

6月末時点 未収金累計
605,000

1月の状況：62件請求があり、Aさん・Bさんが残高不足により回収できなかった
2月の状況：Aさん・Bさんの残高不足が回収され、前月分を含めすべて回収できた
3月の状況：正常に回収でき、未収金は発生しなかった
4月の状況：Cさんが残高不足により回収できなかった
5月の状況：63件300,000円の請求、振替結果は7/5に判明
6月の状況：63件300,000円の請求、振替結果は8/5に判明
6月末の状況：未収金残高は正常分として5・6月分の計600,000円＋4月に回収不能だったCさん分5,000円の計605,000円
〈参考〉1〜6月までの利用者未収金のうち、口座振替に関する売上高は1,767,000円

す（表1）。

　具体的には、通常、集金代行業者から事前に「振替結果通知書」等の名称の書類が届くため、その記載内容を確認します。

　振替不能の原因は多くの場合、利用者側の通帳残高不足です。これを適時に把握することは、訪問看護ステーションの資金管理のためだけでなく、利用者との信頼関係においても重要です。なぜなら、一般的には当月に引き落とせなかった利用者負担額は次月振替時にその月の分と合算され、2カ月分が一度に引き落とされるからです。利用者側が残高不足を把握しておらず、ステーションからの説明もなかった場合、利用者はいきなり多額の金額が引き落とされたと考え、ステーションに不信感を抱くことになりかねません。そのため、お金に関する事柄は事前に丁寧に説明しておく必要があるのです。

　振替不能を適時に把握せず、長期にわたり放置すると、利用者にはますます伝えづらくなります。最悪の場合、利用者の事情等によっては回収不能となるリスクもあります。さらに、振替不能が数カ月続くと、どの利用者にいくらの振替不能額があるのかの把握がいっそう難しくなります。

　こうした事態を避けるために、集金代行業者を利用している場合も、利用者未収金の回収状況には十分に注意を払う必要があります。

2. 振り込み

　利用者が毎月の利用者負担金を、訪問看護ステーションなどの法人口座に直接、振り込む方法で支払っている場合は、ステーション側が振り込み状況を確認します。

　この方法の場合、振り込み日は利用者の事情等によって前後します。確実にチェックするために、Excel ファイルなどで各利用者への請求一覧を作成し、通帳上で確認された入金額と照らし合わせて消し込みをするなどの必要があります。

3. 現金支払い

　利用者側が利用者負担金を直接、現金で支払う場合は、集金時期・方法や管理についてのルールを明確に定める必要があります。現金の取り扱いはトラブルになりやすいため、前述の2つよりもいっそう厳格な規定が求められます。特に、スタッフが利用者負担金を現金で収受した後に、事業所の金庫に保管するまでや、金庫へ保管した利用者負担金を銀行へ入金するまでの流れについては注意が必要です。

　なお、時々、誤解されるケースも見受けられますが、一般的に現金を扱う業務では不正（横領など）のリスクが高いとされます。しかし、訪問看護ステーションの現金収受業務では、金額が数千円代と少額なことが多いため、不正のリスクは相対的に低いといえます。

　むしろ、注意を要するのは、現金の取り扱いは間違えやすいという点です。また、仮に集金額とその後の銀行への入金額との間に差異があった場合、利用者→現金回収スタッフ→集計した管理者→入金の流れのどの時点で金額を間違えたかが判明しづらいことが特徴です。これはスタッフ間での不信感やトラブルにつながる危険性もあります。

　それらを認識し、リスク回避のためにルールを明確化することをおすすめします。業務フローを定め、かかわる人それぞれが確認の場面で印鑑を押すといった方策をとることが効果的です（図4）。また、事業所に多額の現金を保管することは望ましくないため、少なくとも1カ月に1回は集金額を銀行に入金しましょう。

請求額どおりに入金されない原因を追究する

　未収金管理の精度は経営に直結する深刻な問題です。例えば4月の請求額100万円の入金を6月に見込んでいたとして、実際の入金が95万円だった場合、資金繰り状況によっては業者などへの支払いに窮することもあり得ます。そのため、未収金管理を徹底している事業所では、「請求と入金の差を1％以内とする」などの目標値を定めているところもあります。図5のケースでは、売上100万円に対して入金は95万円のため請求・入金差は5％であり、これは異常値といえます。このようなステーションは早急に原因究明と再発防止策を講じ

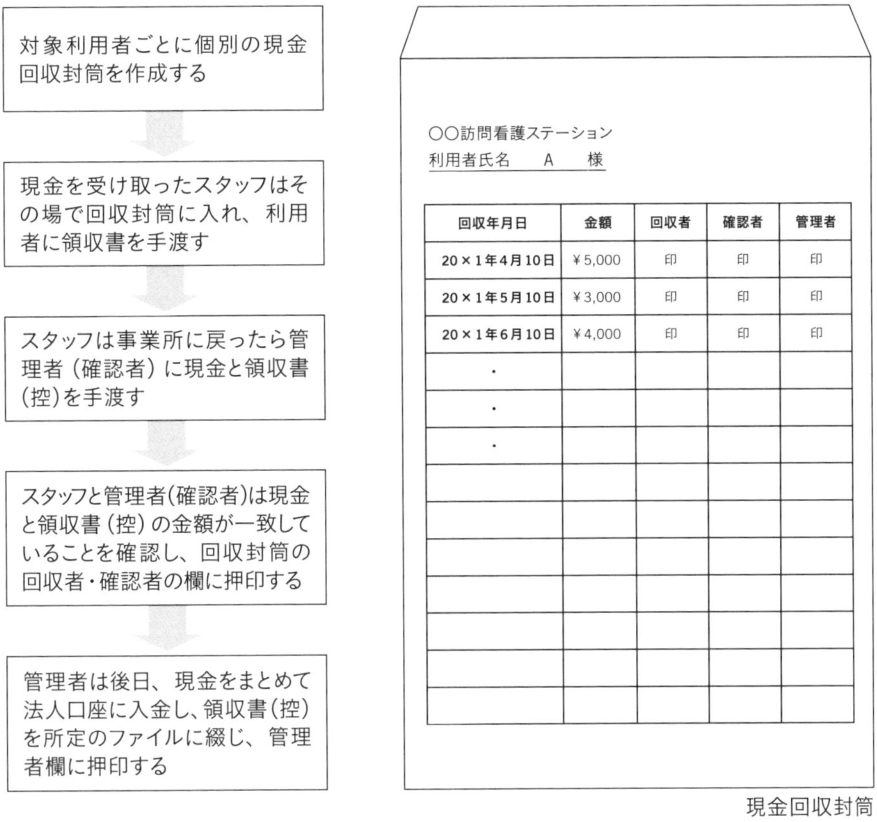

対象利用者ごとに個別の現金回収封筒を作成する
↓
現金を受け取ったスタッフはその場で回収封筒に入れ、利用者に領収書を手渡す
↓
スタッフは事業所に戻ったら管理者（確認者）に現金と領収書（控）を手渡す
↓
スタッフと管理者（確認者）は現金と領収書（控）の金額が一致していることを確認し、回収封筒の回収者・確認者の欄に押印する
↓
管理者は後日、現金をまとめて法人口座に入金し、領収書（控）を所定のファイルに綴じ、管理者欄に押印する

○○訪問看護ステーション
利用者氏名　　A　　様

回収年月日	金額	回収者	確認者	管理者
20×1年4月10日	¥5,000	印	印	印
20×1年5月10日	¥3,000	印	印	印
20×1年6月10日	¥4,000	印	印	印
・				
・				
・				

現金回収封筒

図4｜現金回収フローの例

（単位：万円）

	1月	2月	3月	4月	5月	6月
保険請求	100	110	120	100	110	120
請求額入金	-	-	100	110	120	95

4月分（5月10日請求）の売上	100
実際の入金額	95
差異	−5

※請求額と入金額の差異を追究し、再請求をする必要があればいつ再請求をしたかを記録に残しておく
※再請求については未収金（売上）からいったん減額する
※未収金管理は可能な限り複数人で対応する

図5｜請求額と入金額の差異を追究することが重要

る必要があります。

　仮に差額の5万円が返戻である場合は、原因を把握し再発防止策を検討するとともに、再請求の確実な実施を業務フローに組み込むことが重要です。可能であればこれらの一連の管理は複数人で行うことが望ましいでしょう。

冒頭で、経営において最も重要なのは資金ショートを起こさないことだと述べました。このためにはサービス提供した分の請求を確実に現金として回収することが基本中の基本です。また、繰り返しになりますが返戻分を放置すればスタッフはタダ働きした状態となってしまい、スタッフに対しても失礼な行為だといえます。「お金が足りない」「もう少しお金に余裕があれば」とボヤく経営者・管理者に限って未収金管理が不十分であることも珍しくなく、請求業務の精度を上げれば資金繰りが改善するケースもあります。なお、筆者の知る中には、請求と入金との差額が年で100万円を超えていた事業所もありました。目の前に（再）請求すればお金になる要素があるのにそこに目を向けないのは大変にもったいなく、経営上、危険な行為です。

　余談ですが、ある病院では未収金管理の会議に毎月、丸1日を費やしています。社保・国保・介護保険・自賠責保険・労災保険・健康診断・企業検診などの医事課担当者が次々と自分の担当する未収金の管理状況を報告します。請求額と入金額の差額・査定返戻率等については目標との乖離理由・原因・改善策なども説明されます。未収金管理は資金収支の要であるため、これほどのエネルギーをかけてでも取り組むべき重要な業務なのです。これは訪問看護ステーションにおいても同様です。

　未収金は保険請求を伴う業務を行う限り、毎月必ず発生します。ぜひ自ステーションの未収金の状況と適切な把握・対応について、今一度ご確認ください。

引用文献
1）公益社団法人国民健康保険中央会：介護給付費請求の手引き（審査支払結果帳票の解説），p.14, 2021.

5 借入金の正しい知識を 身につけよう

　多くの訪問看護ステーションでは、金融機関からの借入金があります。その理由は大きく2つです。1つは開業資金で、開業時に発生する事務所の賃借料、自動車の購入費用、稼働が軌道に乗るまでに先行して発生する人件費などを賄うためのものです。このような開業資金は、一般的に返済期間が5年以上の長期のケースが多いでしょう。もう1つは賞与など一時に多額の支払いが必要となることにより借入を行うもので、こちらは返済期間が半年間など短期のケースがほとんどです。

　借入金はその目的と返済期間、金利などを検討して金額を決定する必要があります。多額の開業資金を短期間で返済するスケジュールを立ててしまうと毎月の返済額が多額となり、資金繰りに窮する可能性があります。また、その際に経営状況が芳しくなく融資審査にとおらなければ、追加融資を受けられず、最悪の場合はそのまま倒産という事態もあり得ます。逆に、年2回の賞与資金を1年以上の返済期間で借りると、1回の賞与資金の借入を返済し終える前に次の賞与資金を借りることとなり、借入金が増え続けてしまいます。こうした事態に陥らないためにも借入は計画的に行うことが重要です。

　時々、借入金に嫌悪感を示す経営者がいますが、ビジネスに借入金はつきものです。借入金がなければ無条件で経営状況がよいと判断されるわけではありませんし、単純に借入金の存在により問題のある法人だと評価されることもありません。むしろ、財務状況を勘案し、たとえ毎期、黒字経営だとしても、借入を行ったほうがよいケースも少なくありません。なぜなら借入金によって資金繰りが楽になったり新たな事業展開が可能となったりするからです。経営においては、借入金について正しい知識を身につけ、上手に付き合うことが重要です。

借入金のメリットとリスク

　借入金のメリットは主に2つです。1つは毎月の資金繰りが楽になることです。訪問看護ステーション事業は事務所の賃借や稼働前の人材確保等により先行投資がかかります。これをすべて自己資金で賄うのは容易ではありません。事業開始後も賞与資金等で一時に多額の資金が必要となります。これらの資金需要に対して常に潤沢な自己資金があればよいのですが、資金繰りが厳しくなる場合は金融機関からの融資によって賄うこととなります。

> 　資金増減を本業の経営成績等を基に計算した営業活動によるキャッシュフロー、固定資産増減や有価証券増減等を計算した投資活動によるキャッシュフロー、借入金増減等を計算した財務活動によるキャッシュフローに区分し、それぞれの資金収支を基に法人全体の資金収支を計算します。
>
> 　キャッシュフロー計算書により法人の期首（年度当初）と期末（決算日）の現預金残高の金額とそれに至るまでの資金の流れを把握することができます。
>
> 　なお、キャッシュフロー計算書の作成・提出が義務づけられているのは金融商品取引法の適用を受ける上場会社等であり、多くの訪問看護ステーションはその対象外です。

　毎月、資金繰りに頭を悩ませていると、気持ちが落ち込んで本業に支障が出る人もいます。借入金により資金繰りや精神面で楽になるのであれば、活用は有効だといえます。

　2つ目のメリットは、借入金によって自己資本以上の投資を行えることです。具体的には、新たな事業所の開設や人材採用を活発に行う場合などです。こうした際に、「自己資金が貯まってから」と考えていてはビジネスチャンスを逃すことにもなりかねません。法人のビジョンや戦略が明確ならば、自己資金にこだわらず融資によって資金面のハードルをクリアし、チャンスをつかみにいくことを検討しましょう。

　一方で、借入金の最大のリスクは、倒産につながる可能性があることです。事業経営では、いくら利益が出ていても、逆に赤字であっても、資金が続く限り存続は可能です。しかし、資金が底をついて金融機関への返済やその他の支払いができなくなれば、事業は継続できません。利益を出し続けていても、資金繰りがつかず支払いが間に合わないために倒産する場合もあります※。そのため、法人の経営状況を勘案した借入限度額と、毎月の返済額が無理のない範囲であるかを、常に確認することが重要です。

※
こうしたケースを黒字倒産と呼びます（p.58）。

借入金の返済額は費用ではない

　借入金について最も多い誤解は「借入金の返済額は費用になる」というものです。例えば、開業時の事業計画において売上から費用を差し引いて利益を算出する場合に、借入金の返済額を費用に含めて利益を算出する人がいます。しかし、借入金によって現金が増えたとしても、それは売上ではなく負債が増えたにすぎません。同様の考え方から借入金の返済（減少）も負債が減っただけで、費用とはなりません（借入金に伴って発生する支払利息は費用となります）。そのため、財務諸表の1つであるキャッシュフロー計算書（法人の1会計期間〔≒1年間〕の現金の流れ〔キャッシュフロー〕を示した計算書、資料1）においても、「売上－費用＝利益」の関係は営業活動、借入金の増減は財務活動に分類します。

　返済額が費用に当たると誤解している人は、返済額を売上の中から返済すればよいと考える傾向があり、注意が必要です。これは数式にすると「売上－費用－借入金返済額＝利益」という誤った認識を持っている可能性があります。しかし、借入金の返済は前述のように財務活動なので、「売上－費用＝利益」

という営業活動の結果における「利益」を原資として返済する必要があります。ただし、費用の中には現金支出を伴わない会計上の費用である減価償却費も含まれるため、実務上は「利益＋減価償却費」を年間の返済原資と見なす計算方法を用いることが多い状況です。

借入金の適正額を知る

　訪問看護ステーションの経営者に限らず、借入金のある法人経営者と話していると、自法人の借入金の正確な残高を把握していない人が多く、驚かされます。毎月の返済額はおよそ把握しているものの、現時点の残高やいつまで返済を続ける必要があるか、また金利などの基本的な内容を把握していないことが多々あります。

　借入金は税理士や経理担当者が作成する決算書や月次試算表（毎月の経営状況等を確認する資料）の貸借対照表の負債の部に「短期借入金」または「長期借入金」として計上されており、それらの合計額が法人の借入金残高です。ぜひ、手元の資料で確認してください。

　また、借入金については当初の借入額・金利・毎月の返済日と返済額・最終返済日を把握することが重要です。さらに借入期の残高が売上高の何％に相当するか、年間の返済額が返済原資である「利益＋減価償却費」を下回っているかも確認が必要です。

　借入金残高は年間売上高の何％程度が適正かについては見解が分かれるところです。一般的には借入金残高が年間売上高の30％程度であれば適正な範囲内といえるでしょう。また、借入金残高が年間売上高の100％以上だとしたら、資金繰り上のリスクが高いといえます。そのような場合は毎月の資金繰りに無理が生じていないか、返済のめどが立っているかなどを綿密に検証する必要があります。もっとも、前述のとおり借入金の返済原資は売上高ではなく「利益＋減価償却費」なので、売上高と借入金との比較はあくまで実務上用いられる目安の1つにすぎません。

　年間の返済額が「利益＋減価償却費」を上回っている場合、返済に無理が生じている可能性があります。顧問税理士などと相談し、実際の資金収支を計算してみるとよいでしょう。

　さらに簡便的な方法として「毎月の利益額＝毎月の返済額」となっているかにより借入金の返済額の適正性を判断することもできます。訪問看護ステーションの多くは設備投資が少なく、賃貸の事務所で自転車を使って訪問するステーションでは、設備投資の会計上の経費である減価償却費がほとんど発生せず、「利益＋減価償却費」の減価償却費相当額を考慮する必要がないためです。こうしたケースでは、毎月の利益額が借入金の返済額を上回っていれば適正額の範囲内といえる可能性が高いです。ただし、賞与支払の月は賞与資金分だけ人件費が高騰し、結果、利益が減少することが考えられます。単月の収支のみはなく、少なくとも6カ月程度の平均的な利益額で判断しましょう。

表1 | 借入金管理表の例

借入金は金融機関ごとに、さらに1年以上か否かによって長期・短期に分類して把握すると資金繰りの検討に役立つ

長期借入金			2029年4月	2029年5月	2029年6月	2029年7月
長期借入金	○○銀行	借入日：2025年4月1日 最終返済月：2035年3月 借入目的：開業資金 借入金額：1,000万円（元金均等） 金利：2.0%	月初残高	6,000,000	5,916,667	5,833,333	5,750,000
			返済総額	93,333	93,194	93,056	92,917
			元本返済額	83,333	83,333	83,333	83,333
			借入金残高	5,916,667	5,833,333	5,750,000	5,666,667
			支払利息	10,000	9,861	9,722	9,583
短期借入金	△△信用金庫	借入日：2028年12月1日 最終返済月：2029年5月 借入目的：賞与資金 借入金額：500万円（元金均等） 金利：2.0%	月初残高	1,666,667	833,333	0	0
			返済総額	836,111	834,722		
			元本返済額	833,333	833,333		
			借入金残高	833,333	0		
			支払利息	2,778	1,389		
	△△信用金庫	借入日：2029年6月1日 最終返済月：2029年11月 借入目的：賞与資金 借入金額：500万円（元金均等） 金利：2.0%	月初残高			5,000,000	4,166,667
			返済総額			841,667	840,278
			元本返済額			833,333	833,333
			借入金残高			4,166,667	3,333,333
			支払利息			8,333	6,944
	短期借入金合計		月初残高	1,666,667	833,333	5,000,000	4,166,667
			返済総額	836,111	834,722	841,667	840,278
			元本返済額	833,333	833,333	833,333	833,333
			借入金残高	833,333	0	4,166,667	3,333,333
			支払利息	2,778	1,389	8,333	6,944
借入金総合計			月初残高	7,666,667	6,750,000	10,833,333	9,916,667
		毎月の返済額を把握する	返済総額	929,444	927,917	934,722	933,194
			元本返済額	916,667	916,667	916,667	916,667
		借入金残高を把握する	借入金残高	6,750,000	5,833,333	9,916,667	9,000,000
			支払利息	12,778	11,250	18,056	16,528

借入金は一覧表などで管理する

　　借入金については必ず管理表を作成することをおすすめします。借入先ごとに目的・借入日・借入金額・金利・返済期間・毎月の返済額等を一覧表にして（表1）、一目で把握できるようにします。最終返済月までのスケジュールの把握や、開業時の借入金の金利が不相当に高いといった資金繰りの管理において重要な情報を得ることができます。金利が高いと感じた場合は、顧問税理士やほかの金融機関などに相談し、いわゆる“借り換え”について検討してもよいかもしれません。

　　借り換えとは、金利や返済期間等の条件がより有利な金融機関等に借入をし直すことです。近年は低金利の影響で、数年前よりも低い金利で借入ができたり、同率であっても返済期間を延ばせたりすることもあります。それにより、毎月の返済額が減少し、資金繰りが改善する効果が見込まれます。

＊小数点以下の端数処理のため、一部表中の合計金額が合わない箇所があります

	2029年8月	2029年9月	2029年10月	2029年11月	2029年12月	2030年1月	2030年2月	2030年3月
	5,666,667	5,583,333	5,500,000	5,416,667	5,333,333	5,250,000	5,166,667	5,083,333
	92,778	92,639	92,500	92,361	92,222	92,083	91,944	91,806
	83,333	83,333	83,333	83,333	83,333	83,333	83,333	83,333
	5,583,333	5,500,000	5,416,667	5,333,333	5,250,000	5,166,667	5,083,333	5,000,000
	9,444	9,306	9,167	9,028	8,889	8,750	8,611	8,472
	0	0	0	0	0	0	0	0
	3,333,333	2,500,000	1,666,667	833,333	0	0	0	0
	838,889	837,500	836,111	834,722				
	833,333	833,333	833,333	833,333				
	2,500,000	1,666,667	833,333	0				
	5,556	4,167	2,778	1,389				
	3,333,333	2,500,000	1,666,667	833,333	0	0	0	0
	838,889	837,500	836,111	834,722	0	0	0	0
	833,333	833,333	833,333	833,333	0	0	0	0
	2,500,000	1,666,667	833,333	0	0	0	0	0
	5,556	4,167	2,778	1,389	0	0	0	0
	9,000,000	8,083,333	7,166,667	6,250,000	5,333,333	5,250,000	5,166,667	5,083,333
	931,667	930,139	928,611	927,083	92,222	92,083	91,944	91,806
	916,667	916,667	916,667	916,667	83,333	83,333	83,333	83,333
	8,083,333	7,166,667	6,250,000	5,333,333	5,250,000	5,166,667	5,083,333	5,000,000
	15,000	13,472	11,944	10,417	8,889	8,750	8,611	8,472

　なお、借り換えにはそれに伴う保証人や担保、事業計画等の審査上の問題があるため、顧問税理士等に相談することをおすすめします。

＊ ＊ ＊

　借入金については否定的な先入観を持たず、法人の事業構想や財務状況を勘案して資金繰りの観点から自己資金（自己資本）で事業を進めるか、借入金（他人資本）で賄うかといった経営判断を行うことが大切です。

6 消費税と訪問看護ステーション経営

消費税と報酬改定の関係は、医療・介護業界において重要なテーマです。これまでにも消費税増税時にはこれらの報酬についてプラス改定が行われてきました。例えば、2019年10月1日に消費税が8％から10％に引き上げられたことに伴い、診療報酬・介護報酬・障害福祉サービス等報酬が改定されました[*1]。本稿では報酬等と消費税の関係について解説します。

*1
それぞれの改定率は
+0.41％・+0.39％・
+0.44％でした。

消費税の仕組み

消費税は「消費一般に課税される間接税」です。消費一般とは、国内における商品やサービスの購入時（消費時）のほとんどを対象とし、訪問看護ステーション経営では例えば車両購入や消耗品の仕入れなど、多くの支出時に消費税を支払っています。

間接税とは、税金を負担する者（担税者）と実際に税金を納める事業者（納税者）が異なる税金を指します。例えば、小売店が製造業者から1,000円の商品を仕入れ、3,000円で消費者に販売するとします。消費税が10％の場合、小売店は製造業者に100円、消費者は小売店に300円の消費税を支払います。消費税を負担するのは購入者ですが、納付するのは消費税を受け取る事業者です。ただし原則として事業者は、受け取った消費税から事業者自身が仕入れ等で支払った消費税を差引いた金額を国に納付します（仕入税額控除）。上記の例では、小売店は300 − 100 = 200円、製造業者は100円を納付します。つまり、消費者が負担する消費税300円が200円と100円に分かれて小売店・製造業者によって間接的に納付されるということです。

ここで重要なのは、消費税の負担者は最終消費者（主に個人）であり、事業者には消費税の納税義務はあるものの、負担義務はないということです。つまり、本来であれば事業者である医療機関や介護事業者には、消費税を負担する義務はないのです。

訪問看護サービスと消費税

1. 控除対象外消費税とは

一方で、消費税のルール上、仕入れ時などに支払った消費税の控除は、消費税のかかる売上（課税売上）からしかできないこととなっています。そのため、

消費税のかからない非課税売上では、これに伴って仕入れた材料などについて発生した消費税を、本来消費税を負担すべき最終消費者ではなく、事業者が負担することとなります。このような、非課税売上に伴って発生する控除できない消費税を「控除対象外消費税」といいます。

2. 保険サービスは非課税売上

消費税は多くの商品やサービスに適用されますが、一部、政策的配慮などから非課税とされるものもあります。診療報酬や介護報酬は、消費という考え方にはなじまないなどの理由から、消費税導入当初より非課税とされています。

これは患者・利用者側にとっては、消費税を負担する必要がなく、メリットといえるでしょう。反面、サービス提供者側にとっては、消費税を受け取る（預かる）ことができません。その結果、例えば訪問看護で使用する医療材料などの購入に伴って業者に支払う消費税は、本来は利用者が訪問看護サービスを受けた際に負担すべきですが、実際には事業者である訪問看護ステーションなどが負担することとなります[*2]。

*2
これが控除対象外消費税問題です。

図1の例では、利用者は介護保険サービスに対して消費税を負担しないためステーションは消費税を預かることができず、一方で業者には仕入れ時に消費税100円を支払っているため、結果として最終消費者ではないステーションが消費税を負担する状態となります。

他方で、保険外サービスは一般的な事業と同様に課税売上となります。したがって、利用者はサービス料金に加えて消費税を支払い、ステーションはこの消費税から仕入れ時に負担した消費税を除いた金額を申告・納付します。その場合は、控除対象外消費税問題は生じません。

なお、訪問看護ステーション経営において、保険外サービス等の課税売上高が1,000万円以下の場合には消費税の納付が免除（免税）となります。そのため、経営者の中には医療・介護事業は優遇されていると勘違いしている人がいます

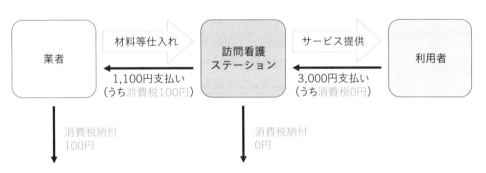

国への消費税納付額：業者100円＋訪問看護ステーション0円＝100円

※介護保険サービス利用料は非課税であるため、利用者は支払い時に消費税を負担せず、
　訪問看護ステーションが業者に支払った消費税100円は、本来負担すべき最終消費者
　（利用者）ではなく訪問看護ステーションが負担したままとなる

図1 | 介護保険で給付費が3,000円（非課税）のケース

が、もちろんこれは誤りです。

控除対象外消費税問題への対応策

　この問題に対する明解な解決策は、主に3つあるといわれています。1つ目は、保険サービス等を課税取引として、消費税を患者・利用者自身に負担してもらうことです。しかし、これには消費税導入時の議論で反対意見が上がりました。理由は、消費は国民の自由意思が前提である一方、医療は国民の生活に不可欠なもので選択の余地がないことや、医療が必要な低所得者等への配慮、欧米諸国でも医療に消費税を課している国はないことなどでした。

　2つ目は、最終消費者ではない事業者（訪問看護ステーションなど）が消費税を負担する合理的な理由はないため、保険サービス提供のために事業者が負担した消費税について国などから還付を受けられるようにすべきという考え方です。具体的な方法としては、非課税売上である保険収入等を税率0％の課税売上とし、控除対象の消費税計算に組み込めば対応可能です。この方法だと、利用者も訪問看護ステーションも消費税を負担することはありません。ただし、国の税収は落ち込むことになるでしょう。

　3つ目は、現在、選択されている控除対象外消費税を、診療報酬・介護報酬などで補填する方法です。国はこの方法によって医療・介護事業における控除対象外消費税問題に適切に対応しているとの立場をとっています。

　国は消費税導入当初から、社会保険診療等の報酬が非課税になることで医療機関などの事業者が本来負担すべきではない消費税を不合理に負担させられるという制度上の問題点を認識していました。そこで講じられた対策が、診療報酬等が非課税であるために消費税を控除できない分を、診療報酬等に上乗せする方法です。

　しかし、診療報酬改定などの経緯を見ると、消費税の導入や増税に伴って上乗せされた報酬点数には、数年後に減額されたものや、包括化や項目廃止によって消滅したものもあり、この方法の適切性や透明性には疑問の声が少なくありません。また、医療・介護事業者が業者等に支払った消費税が直接的に補填されるわけではないため、特定の点数・項目の報酬算定の多寡などにより消費税の補填状況が異なり、公平性に問題があるとの指摘もあります。

　四病院団体協議会なども、報酬点数による補填ではなく、医療にかかる消費税を原則課税とし、病院が負担した消費税を還付できる仕組みとすべきだと提言しています（表1）[1]。筆者個人の意見としても、医療・介護事業者が負担した消費税額は全額還付可能とし、実質的に消費税を負担せずに済む仕組みの構築が必要だと考えます。

医療・介護関係者が広く問題を認識し共有することが重要

　訪問看護ステーションを含む医療・介護事業者は、消費税の制度上の問題に

表1 | 四病院団体協議会による要望書（抜粋）

> 　控除対象外消費税問題の抜本的解決に向けて、2019年度与党税制改正大綱では、診療報酬で補てんし、配点方法を精緻化することで、医療機関ごとのばらつきを是正するとされた。しかし、診療報酬での補てんには限界があることは明白である。
> 　消費税非課税制度と診療報酬等の公定価格制度という制度間で生じる矛盾を、診療報酬等による補てんで解消することは不可能であり、個々の病院における控除対象外消費税を抜本的に解決するためには、医療に係る消費税の非課税制度を見直し、原則課税に改める必要がある。

〈出典〉四病院団体協議会：令和2年度予算概算要求に関する要望, 2019.

よって本来は負担する必要のない消費税を不合理に負担しています。消費税の引き上げにより、この負担がいっそう増え、経営が圧迫されることが確実視されています。このために、冒頭に述べたように診療報酬・介護報酬などのプラス改定が行われてきましたが、ここで医療・介護事業者として考えたいのは「プラス改定によって増税分の負担が本当に補填されているのか」という点です。

　訪問看護ステーション経営においては、日常的に消費税を支払っています。一方で、診療報酬や介護報酬の収入には消費税が課されていないため、感覚的には「消費税を払ってばかり」という実感があるはずです。国は医療・介護事業者の消費税負担は診療報酬・介護報酬で補填済みとしていますが、それぞれのステーションのサービス提供内容や仕入状況などが一律でない以上、現行の制度による対応が公平であるはずがありません。

　医療・介護事業者の消費税負担への補填について、診療報酬・介護報酬などによる対応が本当に適切なのか——この問題については、ステーション経営への影響額を個別に認識することも大切ですが、医療・介護関係者としてより大きな視点で共有し、国や関係団体の動向などに関心を持つことが何より重要だと考えます。

引用文献

1）四病院団体協議会：令和2年度予算概算要求に関する要望.
　https://www.hospital.or.jp/pdf/06_20190524_02.pdf［2023.12.12確認］

参考文献

・厚生労働省：消費税と診療報酬について.
　https://www.mhlw.go.jp/bunya/iryouhoken/iryouhoken13/dl/140401.pdf［2023.12.12確認］
・厚生労働省：第164回社会保障審議会介護給付費分科会，資料1 介護保険サービスに関する消費税の取扱い等について.
　https://www.mhlw.go.jp/content/12601000/000394648.pdf［2023.12.12確認］
・厚生労働省：第407回中央社会保険医療協議会総会，資料2-2 個別改定項目について　消費税率10％への引上げに伴う対応.
　https://www.mhlw.go.jp/content/12404000/000478542.pdf［2023.12.12確認］
・日本医師会：医療機関等の消費税負担問題の解決に向けて.
　http://dl.med.or.jp/dl-med/doctor/report/zeisei/201509hutanmondai.pdf［2023.12.12確認］
・日本医師会：第13回国民医療推進協議会総会　医療界の控除対象外消費税問題の抜本的解決に向けて.
　http://dl.med.or.jp/dl-med/etc/kokumin/2017/20171003_5.pdf［2023.12.12確認］

7 訪問看護ステーション経営と インボイス制度

2023年10月より「消費税」において適格請求書等保存方式（いわゆるインボイス制度）が開始されました。

一方で、訪問看護等の介護事業（詳しくは国税庁ホームページ「非課税となる『居宅介護サービス費の支給に係る居宅サービス』の具体的な範囲」を参照）[*1]における介護保険サービスは消費税が「非課税」となっています。また、医療保険における訪問看護についても同様に消費税は非課税となっています[*2]。

そして訪問看護事業は売上の多くが消費税が非課税である介護保険または医療保険であるため、消費税の制度である「インボイス制度」は一見、訪問看護ステーションには関係がないように思えます。

しかし、実際は多くの訪問看護ステーションにとってインボイス制度は少なからず影響があります。本項ではインボイス制度の概要およびステーション経営におけるインボイス制度への検討事項や対応について解説します。

インボイス制度の概要──消費税の納税の仕組み

事業を営む個人や法人等の事業者は、販売等によって売上に係る消費税を消費者から預かります（売手の立場）。一方、事業者は販売等の売上のためにさまざまな事業者等から仕入れを行いますが、このときに仕入代金とそれに係る消費税を支払っています（買手の立場）。

そして事業者は上記の預かった消費税から支払った消費税を控除した差額[*3]を消費税の申告内容に基づき納税しています。

訪問看護ステーションの多くが消費税を納税していない理由

しかし、すべての事業者が消費税を納税しているかといえば、そうではありません。事務負担への配慮等として、消費税の納税義務者[*4]は基準期間の課税売上高が1,000万円以下の事業者等については原則として消費税の納税は免除されています。この消費税の納税が免除されている事業者のことを「免税事業者」といいます。

ここでポイントとなる用語が「課税売上高」です（図1）。課税売上高とは消費税が課税される売上高をいいます。一方で社会政策的配慮等から消費税が課税されない売上高を「非課税売上高」といいます。前述の、訪問看護ステーショ

*1
消費税法は複雑な制度で、例外事項等も多くあります。最終的な税務判断については必ず顧問税理士等の税金の専門家に相談して判断してください。

*2
詳しくは国税庁ホームページ「医療関係の非課税範囲」を参照（https://www.nta.go.jp/law/tsutatsu/kihon/shohi/06/06.htm）

*3
預かった消費税より支払った消費税のほうが多い場合は国から還付されます。

*4
詳しくは公正取引委員会「インボイス制度関連コーナー」を参照（https://www.jftc.go.jp/invoice/）

課税売上高
・通常の事業実施地域以外の地域の居宅において訪問看護等を行う場合の交通費
・死後の処置費用
・グループホーム等との委託契約料
・その他の自費サービス等

非課税売上高
・介護保険法に基づく訪問看護サービス
・健康保険法、国民健康保険法等の規定に基づく訪問看護療養費等

図1｜訪問看護ステーションにおける課税売上高と非課税売上高の例
（参考文献を基に筆者作成）

ンの売上の多くを占める介護保険や医療保険による売上高は非課税売上高に該当するため、結果として多くの訪問看護ステーションは課税売上高が1,000万円以下となり、消費税の納税が免除されています。したがって、これまで多くの訪問看護ステーションは消費税の納税とは無縁の事業所が少なくありませんでした。

インボイス制度導入の経緯

インボイス制度が開始された背景として、2019年10月1日から導入された軽減税率制度が関係しています。このとき、消費税の税率が8%から10%に引き上げられました。

税率引き上げに伴い、同時に「酒類・外食を除く飲食料品」と「定期購読契約が締結された週2回以上発行される新聞」を対象に、消費税の軽減税率制度が実施されています。軽減税率制度の実施に伴い、消費税等の税率が、標準税率（10%）と軽減税率（8%）の複数税率となったのです。

この複数税率に対応して売手が買手に対して正確な適用税率や消費税額を伝えるために、これまでの請求書（区分記載請求書）に「登録番号」「適用税率」および「消費税額等」の記載が追加された適格請求書（インボイス）の交付や保存が義務づけられることとなりました。

これにより、インボイス制度開始以降はこの適格請求書（インボイス）がなければ事業者は売上により預かった消費税から支払った消費税を控除できないこととなりました（支払った消費税を控除することを「仕入税額控除」といいます）。すなわち、買手（仕入業者等）の立場においては取引相手が支払った消費税を控除できるインボイスの発行が可能な事業者（これを適格請求書発行事業者といいます）であるか否か、という点が重要となりました。

これが原因で、場合によっては買手が（消費税の仕入税額控除ができなくなってしまうため）インボイスを発行できない売手との取引を打ち切ってしまったり、控除できない仕入税額相当額の値引き交渉をしたり、といった事態が生じる懸念があります。もっともこれらは免税事業者とその取引先との間で独占禁止法・下請法上問題となり得る行為であるため注意が必要です[*5]。

＊5
基準期間の課税売上高が1,000万円以下の事業者等：課税期間の基準期間（個人事業者は前々年、法人は原則として前々事業年度）における課税売上高および特定期間における課税売上高等が1,000万円以下の事業者は、課税事業者となることを選択した場合や、適格請求書発行事業者として登録を受けている場合を除き、原則として、その課税期間の納税義務が免除されています。
参考：国税庁ホームページ「タックスアンサー」（よくある税の質問）No.6121　納税義務者.（https://www.nta.go.jp/taxes/shiraberu/taxanswer/shohi/6121.htm）

免税事業者がインボイス発行事業者となる場合

　納税地を所轄する税務署長に登録申請を行えば「適格請求書発行事業者」となり、インボイス発行が可能となります。この手続き自体は難しいものではありません。しかし、今まで消費税の納税義務が免除されていた免税事業者がインボイス発行事業者となることには重要な検討を要するメリットとデメリットがあるため、両者を比較して慎重に判断する必要があります。もっとも、すでに課税売上高1,000万円を超える訪問看護ステーション（例えば病院に併設している訪問看護ステーション等）はインボイス発行事業者となっていることが通常であるため、以下の検討事項は不要となります。

　なお、インボイス発行事業者は消費税を納税する課税事業者であることが前提であるため、本稿ではインボイス発行事業者＝課税事業者として扱っています（インボイス発行事業者＝消費税を納税する義務がある、とイメージしていただければと思います）。

免税事業者である訪問看護ステーションがインボイス発行事業者となるメリット

1. インボイス発行事業者となるメリット

　インボイス発行事業者となる最大のメリットは「取引事業者との取引（価格）継続」です。買手（例えば業務委託を締結しているグループホーム等）の立場においては、売手（訪問看護ステーション）がインボイス発行業者かどうかによって控除できる消費税額が異なります。その結果、例えば同じ業務内容であってもインボイス発行事業者と免税事業者との取引では、免税事業者との取引のほうが買手として負担する消費税額が増える結果となります。このあたりの仕組みはかなり複雑かと思いますが、結論として買手は免税事業者との取引によって消費税負担が増える一方で、インボイス発行事業者との取引では消費税負担は増えないこと（従来どおり）となります。したがって取引相手がインボイス発行事業者であれば取引についてはこれまでどおり継続する結果となります。

　また、インボイス発行事業者となっておけば新たな取引先から免税事業者であることを理由に敬遠されるというリスクも回避できます。

2. インボイス発行事業者となるデメリット

❶消費税の納税義務が生じる

　インボイス発行事業者の登録を受けた事業者は、前述の基準期間の課税売上高が1,000万円以下であっても、消費税の申告および納税の義務が生じます。この点、経過措置として令和5年度税制改正において、インボイス制度を機に免税事業者からインボイス発行事業者となった事業者について、3年間、納付税額を売上に係る消費税額の2割とすることができる特例(以下：2割特例。図2)が設けられました。

　この特例により、例えば110万円（うち消費税10万円）の課税売上高があった

▶ 2割特例を適用する場合の計算方法

ポイント ② インボイスは保存不要

※ 消費税額は、税率ごとに区分して計算する必要があります。

売上げの消費税額 − 仕入れや経費の消費税額（マイナス） ＝ 納付する税額

ポイント ① 売上税額が分かれば納付税額の計算が可能

売上げの消費税額 × 80%

売上税額の2割

簡易課税制度選択届出書を提出している事業者であっても、2割特例により申告することができます。

（例）1年間の売上げが700万円（税70万円）の事業者の場合

ステップ1

70万円 × 80% ＝ 56万円
売上税額　　　　　　　仕入税額

ステップ2

70万円 − 56万円 ＝ 14万円
売上税額　　仕入税額　　納付税額

ポイント ③

2割特例の適用により、**事務負担と税負担の軽減**※を図ることができます
※1 免税事業者からインボイス発行事業者になった事業者などが対象となります。
※2 適用期間は、R5.10.1 ～ R8.9.30 までの日の属する課税期間です。
※3 消費税の申告に際して、仕入れや経費の実額計算やインボイスの保存は不要です。

ただし… **2割特例を適用する場合**の留意点

○ インボイス制度を機に免税事業者からインボイス発行事業者として課税事業者になった事業者に適用されるため、以下のいずれかに該当する場合には、2割特例は適用できません。
　1 インボイス発行事業者でない課税事業者
　2 次に掲げる場合などのようにインボイス制度と関係なく課税事業者となる者
　・ 基準期間における課税売上高が1,000万円を超える事業者
　・ 資本金1,000万円以上の新設法人
　・ 調整対象固定資産又は高額特定資産の取得により免税事業者とならない事業者
○ 上記に加え、課税期間の特例の適用を受ける場合も、本特例は適用できません。

【例】免税事業者である個人事業者が、令和5年10月1日から登録を受けた場合における同日以後の適用関係（基準期間の課税売上高のみを考慮している）

年分	令和3年	令和4年	令和5年	令和6年	令和7年	令和8年
課税売上高	900万円	1,100万円	800万円	1,200万円	900万円	1,000万円
適用の可否	—	—	適用可	適用不可	適用可	適用不可

図2 ｜ 2割特例
〈出典〉国税庁ホームページ.
（https://www.nta.go.jp/taxes/shiraberu/zeimokubetsu/shohi/keigenzeiritsu/pdf/qa/s07.pdf）

場合、消費税納税額は2万円（消費税10万円×2割）となります（資料1）[*6, 7]。

❷ 税理士費用の発生

　免税事業者がインボイス発行事業者になると新たに消費税の確定申告義務が生じます。そのため、消費税申告書の作成料として新たに税理士費用が発生することが想定されます。費用については税理士ごとに異なりますが、一般的に

資料1 | 簡易課税制度との比較（参考）

簡易課税制度は、中小事業者の納税事務負担に配慮する観点から、事業者の選択により、売上に係る消費税額を基礎として仕入れに係る消費税額を算出することができる制度です。

具体的には、その納税地の所轄税務署長に「消費税簡易課税制度選択届出書」を提出した課税事業者は、その基準期間（個人事業者は前々年、法人は前々事業年度）における課税売上高が5,000万円以下の課税期間について、売上に係る消費税額に、事業の種類の区分（事業区分）に応じて定められたみなし仕入率を乗じて算出した金額を、仕入れに係る消費税額として売上に係る消費税額から控除することになります[1]。

簡易課税制度において訪問看護ステーションの主な業務内容は第5種事業に分類されるため、みなし仕入率は50％となります。そのため、例えば自費サービスで110万円（うち、消費税10万円）の課税売上高があった場合、消費税納税額は5万円（消費税10万円－10万円×50％）となります。

この場合において、訪問看護ステーションにおけるサービス提供に係る消費税計算は簡易課税より2割特例のほうが有利という結果となります（2割特例と簡易課税もしくは後述する一般課税は選択適用可能）。

ここで重要な点は自ステーションの直近の課税売上高を把握することです。特に免税事業者である場合には毎期の課税売上高を経営者が正確に把握していないケースが散見されます。しかし免税事業者であっても顧問税理士は毎期の課税売上高は把握している（法人事業概況書に記載項目がある）ため、顧問税理士に確認し、仮にインボイス発行事業者となった場合の税額負担をシミュレーションすることは必要といえます。

【補足】

簡易課税と異なり仕入れにかかる消費税額を計算して課税売上高から差し引く一般課税による計算方法もありますが、ほとんどの場合において訪問看護ステーションで一般課税と簡易課税を比較した場合、簡易課税が有利になることが多いと思われます。

＊6
2割特例を適用できる期間は、2023年10月1日から2026年9月30日までの日の属する各課税期間となります。
＊7
2割特例を選択した場合には課税仕入れ等に係る適格請求書等の保存が不要となります。本稿では免税事業者がインボイス発行事業者となった場合、2割特例を選択することを前提としているため、買手としてのインボイスの保存は不要となることから事務負担の増大はインボイスを発行する場合（売手の立場）についてのみ言及しています。

＊8
2026年10月1日までは免税事業者からの課税仕入れにつき80％が控除可能

は5万円前後ではないかと思われます。

❸新たな請求書等への様式変更が必要となり、事務負担が増大する

インボイス（適格請求書）という名称のとおり、インボイス発行事業者となった際には適格請求書の要件を満たすため、請求書等に主に登録番号や税率ごとに区分した消費税額等6つの項目を記載する必要があります。

これまでの請求書等でこれらの様式を満たしていない場合、新たに事務対応が必要になると考えられます。少なくとも既存の請求書等へのインボイス登録番号の記載が新たに必要となります（図3）。

以上❶〜❸より、免税事業者の訪問看護ステーションは「インボイス発行事業者となる」ことで取引継続や新たな取引へのリスクを回避するのか、あるいは「インボイス発行事業者とならない」ことで新たな消費税の納税や税理士費用、追加的な事務負担を回避するのかという経営判断が必要となります。

補足として、インボイス発行事業者ではない免税事業者からの仕入れ（例えば免税事業者である訪問看護ステーション［売手］から課税事業者であるグループホーム［買手］がサービスを受けた場合）では、インボイス制度開始後は原則として仕入税額控除の適用を受けることができません（グループホーム［買手］は支払った消費税を控除できない）が、制度開始後6年間は免税事業者等からの課税仕入れについても、仕入税額相当額の一定割合を仕入税額として控除できる経過措置が設けられています（図4）＊8。

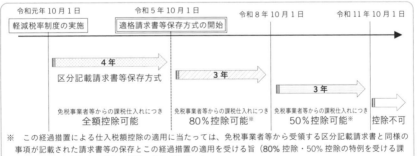

※ 下線部は、特に注意する項目です
※ 登録番号は、登録後に税務署から通知される番号です

①交付先の相手方（売上先）の氏名又は名称

②取引年月日

③税率ごとに区分して合計した対価の額及び適用税率

④売手（当社）の氏名又は名称及び登録番号

⑤取引内容（軽減税率の対象品目である旨）

⑥税率ごとに区分した消費税額

請求書

(株)○○御中　　　　▲▲▲▲(株)
　　　　　　　　　登録番号 T1234…

日付	品名	金額
11/1	魚※	5,000 円
11/1	豚肉※	10,000 円
11/15	割りばし	1,000 円
11/29	タオルセット	2,000 円

※ 軽減税率対象

8% 対象15,000円 消費税 1,200円
10% 対象 3,000円 消費税 300円

▶ 様式の定めなく、また手書きであっても、上記（①から⑥）の記載事項を満たしたものであれば**インボイスになります**（請求書に限られません）
▶ 現在売上先に交付している**全ての書類をインボイスに対応する必要はありません**どの書類を**インボイスとするか**、売上先とも相談しながら**準備を進めましょう**
▶ **売上先が**「仕入明細書（支払通知書）」などを作成する場合、インボイスを出す必要はありません

図3｜請求書の対応例
〈出典〉国税庁ホームページ：インボイス制度が始まります！
（https://www.nta.go.jp/taxes/shiraberu/zeimokubetsu/shohi/keigenzeiritsu/pdf/0022001-174.pdf）

○　適格請求書等保存方式の開始後は、免税事業者や消費者など、適格請求書発行事業者以外の者（以下「免税事業者等」といいます。）から行った課税仕入れは、原則として仕入税額控除の適用を受けることができません。
○　ただし、制度開始後6年間は、免税事業者等からの課税仕入れについても、仕入れ税額相当額の一定割合を仕入税額として控除できる経過措置が設けられています。

令和元年10月1日　　　令和5年10月1日　　　令和8年10月1日　　　令和11年10月1日

軽減税率制度の実施　　適格請求書等保存方式の開始

4年
区分記載請求書等保存方式

3年

3年

免税事業者等からの課税仕入れにつき
全額控除可能

免税事業者等からの課税仕入れにつき
80%控除可能※

免税事業者等からの課税仕入れにつき
50%控除可能※

控除不可

※　この経過措置による仕入税額控除の適用に当たっては、免税事業者等から受領する区分記載請求書と同様の事項が記載された請求書等の保存とこの経過措置の適用を受ける旨（80%控除・50%控除の特例を受ける課税仕入れである旨）を記載した帳簿の保存が必要です。

図4｜免税事業者等からの課税仕入れに係る経過措置
〈出典〉国税庁ホームページ：適格請求書等保存方式の概要, p.15.
（https://www.nta.go.jp/taxes/shiraberu/zeimokubetsu/shohi/keigenzeiritsu/pdf/0020006-027.pdf）

訪問看護ステーションはインボイス発行事業者となるべきか否か

　　　　重要な前提として、インボイス発行事業者となるかどうかについては事業者ごとの判断に任されています。そしてインボイス制度とは、一言でいえば「事業者間でやりとりされる消費税が記載された請求書の制度」です。
　　　　ここで訪問看護ステーション経営との関係で重要なキーワードが「事業者間」

です。つまり、インボイス制度の対象はあくまで売手（この場合は訪問看護ステーション）と買手（訪問看護サービスの提供先）の双方が事業者であるケースです。したがって訪問看護ステーションと利用者、すなわち「訪問看護ステーションと事業者ではない個人（利用者等）」との関係において、インボイス制度は無関係となります（個人客が多い小規模な飲食店がインボイス登録をしていないケースが多いのはこのためです）。

　そうなると、仮に利用者への訪問看護サービスのみであるという訪問看護ステーションであれば、インボイス制度の影響はないため、インボイス発行事業者としての登録は不要となります。そしてインボイス登録をしなければ前述の❶消費税負担、❷追加的な税理士費用、❸新たな事務負担が回避できます。

　特に❶消費税負担については、利用者のみを対象とした訪問看護サービスであっても死後の処置費用やその他の自費サービスは消費税が発生する課税売上であるため、もしインボイス発行事業者となれば当該金額に係る消費税を申告内容に基づき納税する必要があります。これはインボイス発行事業者が買手（利用者）にインボイスを発行する必要がないことと、その売上高が消費税の課税売上高かどうかという判断は別であり、あくまで売上高の内容が課税売上高であればインボイス発行事業者（課税事業者）には消費税の納税義務が生じるためです。

　それでは、インボイス登録を検討したほうがよいと思われる訪問看護ステーションはどのような事業所かといえば、グループホーム等との委託契約料等の法人間契約による課税売上高が多く、かつ買手となる事業者（グループホーム等）からインボイス登録番号や値引き交渉を求められることが想定される場合などです。

　この場合の主な選択肢としては、①インボイス登録をして消費税等の追加的な負担を受け入れる代わりに取引をこれまでどおり継続すること、②インボイス登録をせず追加的な負担を生じさせない代わりに、買手（グループホーム等）が追加負担することとなる消費税相当額について値引き等を検討する、といった2つが考えられます。

　とはいえ、一度インボイス発行事業者となればなかなか簡単に辞めることは難しいでしょう。インボイス対象とならない個人への売上が多く、加えて介護報酬等そもそも消費税の非課税売上が多い訪問看護ステーションにおいては、メリット・デメリットを比較検討して特に慎重に判断する必要があります。

引用文献
1）国税庁：No.6505　簡易課税制度.
　　https://www.nta.go.jp/taxes/shiraberu/taxanswer/shohi/6505.htm［2024.1.15 確認］

参考文献
・国税庁：非課税となる「居宅介護サービス費の支給に係る居宅サービス」の具体的な範囲.
　https://www.nta.go.jp/law/shitsugi/shohi/08/07.htm［2024.1.15 確認］
・国税庁：医療関係の非課税範囲.
　https://www.nta.go.jp/law/tsutatsu/kihon/shohi/06/06.htm［2024.1.15 確認］

1 データ比較で自ステーションの経営状況を把握しよう

　自分の訪問看護ステーションの経営に関する数値について把握したら、次にそれら統計データや他のステーションの経営データと比較し、自ステーションの客観的な経営状況を判断しましょう。

　収支状況や訪問回数、サービス提供内容などを比較することで、自ステーションが他のステーションに対して優位となっている点、また逆に不足している点を理解し、今後の経営戦略に生かすことが可能となります。

自ステーションが回答した調査の集計結果を確認する

　皆さんのステーションでも、いくつかの経営調査に回答したことがあるのではないでしょうか。全業種に共通した調査として有名なのは「経済センサス活動調査」です。経済センサスは、総務省統計局が行う調査で、わが国における事業所・企業の経済活動の状態や包括的な産業構造を明らかにするとともに、事業所・企業を対象とする各種統計調査の実施のための母集団情報を整備することを目的としています[1]。経済センサスには、基礎調査と活動調査があります。このうち活動調査は、事業所・企業の経済活動状況を明らかにするものです。しかし、経済センサスは全業種を対象としているため、統計は大分類ごとに集計されます。訪問看護ステーションは「医療・福祉」という分類に含まれ、訪問看護ステーションのみの経営状況を把握することはできません。

　この点、厚生労働省が実施する「介護事業経営実態調査」は、各サービス施設・事業所の経営状況を把握し、次期介護保険制度の改正および介護報酬の改定に必要な基礎資料を得ることを目的とする、全介護保険サービスを対象とした調査であり、サービス種別ごとに調査・集計・公表がなされます。そのため、訪問看護についても同サービスのみの経営状況を見ることができます。直近の令和5年度調査では、訪問看護ステーションについて1,199事業所を対象に調査し、604事業所（50.4%）が回答しました[2]。訪問看護ステーションが約1万カ所あることを考えると回答率は全体の5%程度であり、統計データとしては多くありませんが、全国的な傾向を知る上では貴重な資料といえるでしょう。

　さらに回答率の高い調査としては、都道府県別や市町村単位で実施される調査があります。例えば大阪府の「大阪府訪問看護ステーション実態調査（平成29年度）」*は、府内の1,403事業所を対象に行われた調査で974事業所が回答し、回答率は69.4%と非常に高い水準です[3]。

*
なお、同報告書は大阪府のウェブサイトに公表されており、誰でも閲覧が可能です。

こうした調査の結果は行政の政策決定に影響を与えるだけでなく、自ステーションの運営について考える上でも貴重な資料となります。そのため、アンケートの依頼を受けた場合は可能な限り回答し、また必ずその結果をチェックしましょう。

介護事業経営実態調査の結果から全国的な傾向と比較する

令和5年度介護事業経営実態調査結果の各サービス別総括表では訪問看護（予防を含む）の令和2・4・5年度決算の集計結果を知ることができます（表1）[4]。

これらの結果のうち、自ステーションの決算書と比較しやすい数値としては令和4年度決算の月額事業収益（I介護事業収益の(1)〜(4)の合計）300万9,000円（12を乗じて年間収益を推計すると3,610万8,000円）、給与費228万7,000円（給与比

表1｜令和5年度介護事業経営実態調査結果〈訪問看護〈予防を含む〉〉

			令和4年度概況調査				令和5年度実態調査		令和2年度実態調査	
			令和2年度決算		令和3年度決算		令和4年度決算		令和元年度決算	
			千円/月		千円/月		千円/月		千円	
I介護事業収益		(1) 介護料収入	2,874		2,964		3,009		2,688	
		(2) 保険外の利用料	29		46		60		33	
		(3) 補助金収入	—		—		—		—	
		(4) 介護報酬査定減	−3		−2		−3		−1	
II介護事業費用		(1) 給与費	2,096	72.3%	2,221	73.9%	2,287	74.6%	2,120	78.0%
		(2) 減価償却費	40	1.4%	41	1.4%	40	1.3%	34	1.2%
		(3) 国庫補助金等特別積立金取崩額	—		—		—		—	
		(4) その他	500	17.2%	525	17.5%	555	18.1%	443	16.3%
		うち委託費	36	1.2%	33	1.1%	33	1.1%	29	1.1%
III介護事業外収益		(1) 借入金補助金収入	—		—		—		—	
IV介護事業外費用		(1) 借入金利息	3		2		4		3	
V特別損失		(1) 本部費繰入	—		—		—		—	
収入①＝I＋III			2,900		3,007		3,066		2,719	
支出②＝II＋IV＋V			2,639		2,791		2,886		2,599	
差引③＝①−②			261	9.0%	216	7.2%	180	5.9%	120	4.4%
法人税等			11	0.4%	13	0.4%	11	0.4%	7	0.2%
法人税等差引④＝③−法人税等			266	9.1%	215	7.1%	179	5.8%	113	4.2%
有効回答数			228		228		604		450	

※比率は収入に対する割合である。
※各項目の数値は、決算額を12で除した値を掲載している。
※各項目の数値は、それぞれ表章単位未満で四捨五入しているため、内訳の合計が総数に一致しない場合等がある。

延べ訪問回数			375.5回/月	362.3回/月	337.6回/月
常勤換算職員数（常勤率）			7.0人/月 81.5%	7.9人/月 77.4%	7.3人/月 76.6%
看護職員常勤換算数（常勤率）			4.8人/月 80.6%	5.0人/月 75.4%	4.7人/月 73.8%
常勤換算1人当たり給与費					
	常勤	看護師	452,951円/月	463,927円/月	440,368円/月
		准看護師	385,713円/月	410,311円/月	352,006円/月
		理学療法士	406,419円/月	438,763円/月	411,135円/月
		作業療法士	415,056円/月	409,012円/月	409,989円/月
	非常勤	看護師	379,250円/月	393,566円/月	369,186円/月
		准看護師	313,486円/月	351,571円/月	319,074円/月
		理学療法士	400,552円/月	383,556円/月	374,544円/月
		作業療法士	394,078円/月	397,330円/月	368,132円/月
訪問1回当たり収入			8,009円/回	8,463円/回	8,056円/回
訪問1回当たり支出			7,433円/回	7,966円/回	7,700円/回
常勤換算職員1人当たり給与費			423,281円/月	439,859円/月	410,069円/月
看護職員（常勤換算）1人当たり給与費			434,014円/月	443,491円/月	416,114円/月
常勤換算職員1人当たり訪問回数			53.5回/月	45.7回/月	46.4回/月
看護職員（常勤換算）1人当たり訪問回数			78.5回/月	71.9回/月	71.3回/月

〈出典〉厚生労働省：令和5年度介護事業経営実態調査結果　各サービス別総括表, 2023.（一部抜粋）

率74.6%）、法人税等差引（最終利益）17万9,000円（5.8%）があります。

　また、その他のデータとして、延べ訪問回数362.3回、看護職員常勤換算数5.0人、訪問1回当たり収入8,463円、看護職員（常勤換算）1人当たり給与費44万3,491円（12を乗じた年収換算推計532万1,892円）、看護職員（常勤換算）1人当たり訪問回数71.9回などは参考になるでしょう。

　これらのデータと自ステーションの状況を比較して、優位となっている数値、改善が必要な数値などを分析することをおすすめします。

より身近な都道府県などのデータを参考にする

　介護事業経営実態調査は全国的な傾向を知ることができる一方で、①地域ごとのステーションの実情を反映していない、②回答率が低い（50.4%）、③数値のみである、といった課題があります。この点、各都道府県などのデータの場合、その地域の特徴が出やすく実践的に役立つことが多々あります。

　具体的な例として、前述の大阪府の調査を見てみます。この調査では、訪問看護ステーションの体制や採用・退職状況、経営（収支状況・管理者）、さらにはサービス提供（加算算定状況・利用者の主たる傷病名・受け入れができないサービス・ターミナルケアなど）、関係機関との連携などについて、詳細な調査結果をまとめています。ヒト・モノ（サービス）・カネという経営資源に関する統計データが網羅的に記載されているため、大阪府のみならず自ステーションのある都道府県の情勢を推察する上でも有用な資料となるでしょう。さらに回答率が介護事業経営実態調査よりはるかに高いことから、対象者と回答者のデータのばらつきも少なく、より実態を反映したデータといえます。

調査結果から推察するステーション経営の実態と課題

　大阪府の調査報告書から、いくつか興味深い箇所を抜粋し、考察してみます。

1. 訪問看護ステーションの経営安定化には大規模が有利

　図1によると、訪問看護ステーションの黒字割合について常勤換算数の最も少ないグループである3人未満ではわずか15.2%であるのに対し、常勤換算数の最も多い10人以上では78.8%と、実に8割近くが黒字だと回答しています。さらに、同調査では事業所の規模が大きくなるのに比例して黒字の割合も高い結果となっています。これは訪問看護ステーションの大規模化がステーションの黒字化に大きく貢献していることを示唆しています。

　また、常勤換算10人以上の大規模なステーションの半数以上（59.1%）が事業拡大に意欲的であることも注目すべき結果です。経営戦略において、大規模化がいかに有利であるかを物語っているといえます。仮に大規模ステーションが不採算であれば事業を縮小化するでしょう。しかし、現に黒字率が最も高いカテゴリーである10人以上のステーションがさらなる事業拡大をはかってい

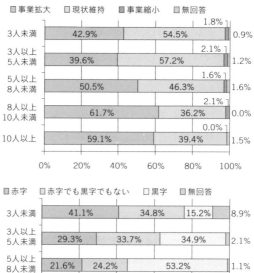

図1 | 事業所規模別（常勤換算）の事業所運営の方向性と収支状況
〈出典〉大阪府：平成29年度大阪府訪問看護ステーション実態調査報告書, 2018.

るということから、大規模化が経営上有利なのは明らかです。

　ステーションの大規模化が経営上有利である理由としては、看護体制強化加算や機能強化型訪問看護管理療養費といった大規模化を実現しなければ算定の難しい加算の取得や、管理者が訪問看護業務ではなく管理業務に注力することによる組織力の強化などが考えられます。人数の増加により訪問ルートや休日対応などにも効率的かつ柔軟な対応が可能となるメリットもあります。

　今後、訪問看護ステーションには利用者の重度化や必要な看護技術の高度化・複雑化、看取りといった多様な利用者ニーズへの対応が期待されています。それらの期待に応えるためには、やはり人材の確保が欠かせないでしょう。

　一方、小規模のまま人員確保が進まず規模を拡大できないステーションは、今後、上記のニーズに応えるのが難しくなり、厳しい経営環境となることが予想されます。

2. サービス提供から見る自ステーションの強み

　図2・3は利用者の主たる傷病名、医療管理項目への対応状況です。ターミナルケアにおける困り事や、受け入れのできないサービス・ケア内容（図4）も調査されています。受け入れのできないサービス・ケアでは小児が57.9％とトップ、がんが6.2％で最下位です。つまり、もし小児への対応が可能なステーションであれば、たとえ小規模なステーションであっても大きなセールスポイントがあるといえます。

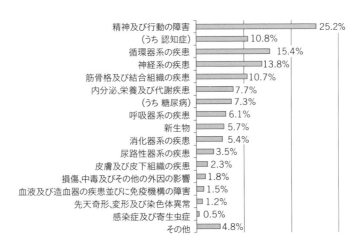

図2│利用者の主たる傷病名（複数回答）
〈出典〉大阪府：平成29年度大阪府訪問看護ステーション実態調査報告書, 2018.

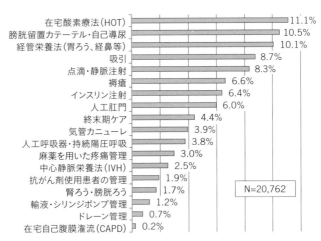

図3│医療管理項目の対応している利用者の状況（1カ月の利用者における医療管理実施人数の割合）
〈出典〉大阪府：平成29年度大阪府訪問看護ステーション実態調査報告書, 2018.

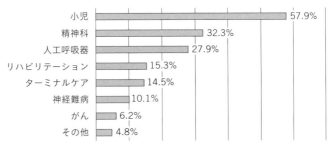

図4│対応が難しく、利用者の受け入れができないサービス・ケア内容（複数回答）
〈出典〉大阪府：平成29年度大阪府訪問看護ステーション実態調査報告書, 2018.

一方で、例えば神経難病の受け入れができないとする回答は 10.1％ です。すなわち、9 割のステーションでは対応が可能であることを意味します。ここから、神経難病の利用者を受け入れられないのは大きなマイナスポイントと考えられます（経営方針によって受け入れていない場合などは除く）。

このように、調査結果と自ステーションの提供サービスを照らし合わせると、自ステーションの強みや弱みを把握することができます。

データを経営に生かし要望を届けよう

ある県の訪問看護ステーションを管轄する担当者と話す機会があり、この大阪府の調査報告書の話題になりました。その県の訪問看護ステーションに関する調査では、開設年数や人員への質問項目はあるものの、経営に関する質問はなされていませんでした。そこで筆者がなぜ調査しないのかを尋ねたところ、そういった要望がないことや需要を感じないことが理由に挙がりました。

しかし、経営に関するデータは多くのステーションにとって参考となるため、需要は高いはずです。例えばその県におけるステーションの黒字・赤字の割合を常勤換算数の規模別で抽出すれば、非常に役立つデータになるでしょう。

訪問看護ステーションの経営に関する統計データはまだ少なく、経営の実態や課題を把握する機会は十分とはいえません。そのため、今回紹介した報告書等は経営課題を把握する上で貴重な資料といえます。

自ステーションのある都道府県等でこうした調査がなされていない場合には、担当部署に調査実施を要望することも効果的でしょう。

引用文献

1）総務省統計局：経済センサス.
https://www.stat.go.jp/data/e-census/index.html［2023.12.11 確認］
2）厚生労働省：令和 5 年度介護事業経営実態調査結果.
https://www.mhlw.go.jp/toukei/saikin/hw/kaigo/jittai23/dl/r05_kekka.pdf［2024.3.4 確認］
3）大阪府：平成 29 年度大阪府訪問看護ステーション実態調査報告書.
https://www.pref.osaka.lg.jp/attach/24770/00394405/H29zittaityousa(300615).pdf［2023.12.11 確認］
4）前掲 2）.

2 人件費率から目標売上高を検討しよう

訪問看護の費用の大半は人件費

　厚生労働省によると、訪問看護ステーションの収入に対する給与費（給与・賞与・法定福利費等の合計、以下：人件費）の割合は 69.3 〜 78.6％です（表1）[1]。人件費率（または人件費比率）（％）は「人件費／売上高× 100」の式で算出します。

　訪問看護ステーションに限らず、経営では事業存続のために利益を確保することが大切です。利益（黒字）とは訪問看護収入等の収益から人件費等の費用を差し引いた結果がプラスの状態です（収益−費用＞ 0）。逆に損失（赤字）とは、この結果がマイナスの状態です（収益−費用＜ 0）。

　上述のとおり、訪問看護ステーションは人件費率が 80％前後と費用の大部分を占めます。そのため、人件費のコントロールが費用全体、ひいては利益獲得に大きな影響を与えます。人件費率が過大では利益の確保は困難で、事業の継続にも影響を及ぼしかねません。筆者の感覚では、人件費率が 80％を超えると赤字となるステーションが多い印象です。もちろん、適正な人件費や人件費率は各ステーションの実情に合わせて検討すべきですが、赤字に苦しむステーションの多くは人件費率が 85％以上に上るなど、人件費率の高騰が主な要因となっていることが少なくありません。

表1 | 延べ訪問回数別の収支差率等

	100回以下	101 〜 200回	201 〜 300回	301 〜 400回	401回以上
有効回答数	90	116	101	78	219
収入に対する給与費の割合	69.3％	76.8％	78.4％	78.6％	72.9％
収支差率	4.2％	5.0％	2.8％	1.8％	7.6％
延べ訪問回数	50.4回／月	147.1回／月	244.7回／月	341.9回／月	785.5回／月
常勤換算職員数（常勤率）	4.3人／月（82.1％）	5.3人／月（77.0％）	6.1人／月（76.0％）	8.0人／月（79.2％）	13.1人／月（76.5％）
看護職員常勤換算数（常勤率）	3.0人／月（81.0％）	3.7人／月（74.5％）	4.3人／月（76.3％）	5.5人／月（77.8％）	7.5人／月（73.3％）
常勤換算職員1人当たり訪問回数	11.8回／月	27.5回／月	40.3回／月	42.5回／月	60.1回／月
看護職員（常勤換算）1人当たり訪問回数	16.8回／月	39.9回／月	57.2回／月	62.6回／月	104.2回／月

〈出典〉厚生労働省：令和5年度介護事業経営実態調査結果, p.75, 2023.（一部抜粋）

人件費率を抑えるには売上高の確保が必要

「収益−費用＝利益」という関係式において、費用の大半を人件費が占めることから、利益獲得（黒字経営）の上で人件費率は大変重要な指標です。人件費率は「人件費／売上高×100」であることを踏まえると、これを抑制するには分母の売上高を増加させるか、分子の人件費を削減させるかしかありません。

しかし、分子である人件費の削減は、収益獲得の源泉である人材の削減を意味し、利用者へのサービス提供が減り売上高も大きく減少するリスクがあります。また、人件費削減のために減給などを行えば、スタッフの離職を誘発する恐れもあります。これまで紹介したように、大規模ステーションほど経営状況が安定している傾向があることなどを鑑みても、筆者としては、人件費率適正化を分子（人件費）の削減によって行うことはおすすめしません。

では、分母である売上高の向上（増収）をはかる場合、人件費率適正化のための必要売上高をどのように求めればよいのでしょうか。

その方法として、本稿では「割り戻し計算」について解説します。割り戻し計算は、考え方を理解すれば必要な利益や利用者数などさまざまな指標の推定に応用可能です。少し理解が難しい部分もありますが、計算式自体は簡単なので、ぜひこの機会に覚えていただければと思います。

割り戻し計算の基礎

人件費率は先述のとおり「人件費／売上高×100」の計算式で求めることができます。仮に売上高が5,000万円で人件費が4,000万円の訪問看護ステーションの人件費率は4,000万／5,000万×100＝80％となります（図1）。

この式を展開して考えると、「売上高×人件費率＝人件費」となります。上記の数値を当てはめると5,000万円×80％＝4,000万円です。

では、売上高5,000万円となる式はどのように求めることができるでしょうか。これは5,000万円＝4,000万円／80％で、計算式では「売上高＝人件費／人件費率」です。数字が苦手な人にとってはこの4,000万円という整数を80％（あるいは0.8）で割り戻すということが感覚として理解しにくいかと思いますが、ぜひ一度電卓で計算してみてください。

このように、割り戻し計算とは基準となる数値を目標とする比率で割ることによって必要な数値を算出する方法です。本稿の例の場合では、人件費を人件費率で割り戻して売上高を求める計算により、目標売上高を設定することができます。

割り戻し計算を活用して目標売上を検討する

例えば、常勤職員が4人のA訪問看護ステーションが赤字だったとします。このステーションは前期の売上高が3,240万円、人件費率84％で売上全体か

【あるステーションの業績】単位：百万円

項目	金額	売上比
売上高	50	100%
経費計	45	90%
人件費	40	80%
その他経費	5	10%
差引利益	45	90%

人件費率を算定する計算式

人件費	÷	売上高	＝	人件費率
40		50		80%

人件費を算定する計算式

売上高	×	人件費率	＝	人件費
50		80%		40

目標売上高を人件費と人件費率から算定する計算式
（割り戻し計算）

人件費	÷	人件費率	＝	売上高
40		80%		50

図1｜売上高・人件費・人件費率の計算

表2｜A訪問看護ステーションの来期目標シミュレーション1

損益計算書（要約）	当期	来期（目標）
①売上高	32,400,000	33,900,000
②人件費	27,120,000	27,120,000
③その他経費	5,832,000	5,832,000
④費用合計（②＋③）	32,952,000	32,952,000
⑤差引利益（①－④）	－ 552,000	948,000
（参考：売上比）		
人件費率（②／①×100）	84%	80%
経費比率（③／①×100）	18%	17%
差引利益率（⑤／①×100）	－ 2%	3%

*1
実際には売上高の増加に伴い、ガソリン代等の諸費用〈経費〉の増加が見込まれますが、先述のとおり訪問看護ステーションにおける費用の大半は人件費であり、経費増への影響は僅少であるため、本稿ではシミュレーションに影響しない費用と仮定します。

ら費用を差し引くと 55 万 2,000 円の赤字でした（表2）。来期も人件費および経費が一定と仮定した場合、人件費率の目標を 80％とするためには売上高をいくらにする必要があるでしょうか[1]。

「売上高＝人件費／人件費率」の計算式において、目標人件費率＝ 80％、人件費＝ 2,712 万円が求められているため、目標売上高は「2,712 万円／ 80％＝3,390 万円」となります。人件費および経費が一定の場合、この売上高を達成できれば、来期は利益率 3％の黒字が見込まれます。

目標売上高を訪問回数に換算する

*2
実際にはより詳細な計算が必要ですが、本稿では割愛します。

訪問看護ステーションの売上高は訪問単価×訪問回数で概算することができます[2]。

では、A訪問看護ステーションが訪問単価 9,000 円×年間訪問回数 3,600 回（月間訪問回数 300 回）だった場合、訪問単価が一定と仮定すると、人件費率を 84％から 80％とするには、何回の訪問が必要でしょうか。これは、目標売上高の3,390 万円を訪問単価 9,000 円で割ると、必要な年間訪問回数が 3,767 回であることがわかります（表3）。

表3｜A訪問看護ステーションの来期目標シミュレーション2

項目	当期	来期（目標）	差引
A.売上高	32,400,000	33,900,000	1,500,000
B.利用者単価	9,000	9,000	0
C.年間訪問回数	3,600	3,767	167
D.職員1人当たり訪問回数（E／④）	900	942	42
（参考）			0
E.月間訪問回数（C／12）	300	314	14
F.月間職員1人当たり訪問回数（E／④）	75	78	3
①給与賞与（年収）	6,000,000	6,000,000	0
②法定福利費（①×13%）	780,000	780,000	0
③1人当たり人件費（①+②）	6,780,000	6,780,000	0
④職員数	4	4	0
⑤年間人件費（③×④）	27,120,000	27,120,000	0
人件費率（⑤／A）	84%	80%	−4%

　当期の年間訪問回数は3,600回（3,240万円÷9,000円）なので、年間で167回の増加が必要です。月数の12で割ると、必要な月間訪問回数は314回で、当期より月14回増、これをさらに職員数4人で割ると1人当たり月75回から月78回へと平均3回増やす必要があります。

　このように、目標とする人件費率から目標とする売上高を算出し、そこから利用者単価に基づき計算すれば、訪問看護の実務上の指標として理解しやすい訪問回数に落とし込んだ形で目標を具体的に示すことが可能となります。これらのシミュレーションはExcelなどの表計算ソフトで簡単にできるため、ぜひ収支改善への検討に活用してください。

引用文献

1）厚生労働省：令和5年度介護事業経営実態調査結果, p.75, 2023.
　　https://www.mhlw.go.jp/toukei/saikin/hw/kaigo/jittai23/dl/r05_kekka.pdf［2024.3.11確認］

3 紹介手数料が経営に与える影響

訪問看護ステーションのスタッフ採用事情

　訪問看護ステーションは慢性的な人材難です。看護職を採用しようとハローワークやナースセンター、新聞広告に求人情報を出してもなかなか応募がないというステーションも多いのではないでしょうか。

　訪問看護ステーションの採用戦略には、上記以外に自ステーションのウェブサイトへの採用ページの開設や、給与体系の充実、勤務時間の柔軟化、さらには新卒採用を見込んだ看護学校・大学への訪問や実習生の受け入れ、スタッフや知人の紹介に頼るなど、さまざまな方法が考えられます。また金銭的なインセンティブを設けるステーションもあります。筆者の知る中では、入職祝金の支給や、ステーションスタッフが知人の看護職を紹介した場合にそのスタッフへの謝礼金と入職者への祝金を支給しているケースなどがあります。

　しかし、このように八方手を尽くしても縁や運がなければ集まらないのが採用です。一方で、訪問看護ステーションは常勤換算2.5人以上の看護職が確保できなければ運営を継続できません。また、新規利用者の受け入れのためのスタッフ増や、安定経営の観点からステーションの大規模化を検討する必要が生じる場合もあるでしょう。こうした事情から、新たな人材が必要であるにもかかわらず採用活動がうまくいかないときに、人材紹介会社を利用するステーションもあります。

　人材紹介会社の利用のメリットは、自分で求人活動をしなくても、就業希望者を紹介してくれる点です。反面、人材紹介会社経由で採用した場合、その会社に紹介手数料を支払う必要がある点は、経営上、大きなデメリットです。とはいえ、「人手不足を補うために背に腹は代えられない」「よい人だから採用したい」といった理由で、人材紹介会社経由で看護職を採用するステーションは少なくありません。

　もちろん、スタッフが集まらなければ売上が底上げされることはないため、人材紹介会社を活用した看護職の採用も有効な経営戦略の1つです。ただし、この際に気をつけるべき点は、「誰でもよいから来てほしい」という姿勢で採用を決めてしまわないことです。そうした場合、管理者や既存スタッフと新たな採用者の十分な意思疎通がはかれず、ステーションの運営がうまくいかなくなるといった事態に陥りがちです。しっかりと「人」を見て採用することが重要という点は、人材紹介会社を活用するか否かを問わず、大前提です。

紹介手数料の相場

　人材紹介会社経由で看護師を採用すると、その会社に紹介手数料を支払う必要があります。紹介手数料の相場は、採用する看護職の（想定）年収の20〜30％のケースが多いようです。つまり、仮に紹介手数料を20％とした場合、年収500万円の看護職を採用した際の紹介手数料は100万円、年収が600万円では120万円です。そのため、例えば人材紹介会社を通じて3人を採用すると300万円以上の紹介手数料の発生が見込まれます。これは経営的に非常に大きな影響を及ぼす金額といえるでしょう。

　また、給与の支給に伴って発生する社会保険料（法定福利費）についても注意が必要です。社会保険料は実際の総支給額の13％程度が法人負担分となります。社会保険料率は年々増加傾向にあり、経営上も無視できない費用です。上記の500万円のケースでは、年収のほかにおよそ65万円（500万円×13％）の社会保険料を法人側が負担することになり、これを含めると人件費総額は565万円です。採用時には、この点も考慮するべきでしょう。

"投資" としての人材採用

　スタッフの採用とは、すなわち人材への投資です。投資は、利潤というリターンを得ることを目的に行うものです。わかりやすくいえば、事業として「儲かるから」人を採用するのです。

　儲かるという言葉は、医療業界では避けられがちですが、もしスタッフを採用すればするほど赤字になるのであれば誰も採用はしませんし、赤字が続けば法人は潰れてしまいます。つまり、経営的な視点において、採用とは人材に投資し、その結果として投資額を上回る利潤を得ることを目的として実施しなければなりません。

　スタッフの年収が500万円の場合、法人負担の法定福利費や通勤交通費などを考慮すると、そのスタッフを1人雇用するのに1年間で総額600万円以上のコストが見込まれます。一方で、そのスタッフの年間の売上が500万円しかなければ、人材投資の結果としては失敗といえます（ただし、管理者業務への従事や、採用初年度には当該スタッフの訪問件数を抑える場合などの例外はありますし、長期的視点に立った採用の場合には1年間の業績のみだけでの判断は不適切です）。

　それでは、訪問看護ステーションにおいて人材紹介会社を介してスタッフを採用した場合、どのような状況となれば投資としての成功とみなすことができるのでしょうか。

新規採用から黒字化までの期間

　ここからは、2つの条件のパターンで新規採用から黒字化までのシミュレーションをしてみます。

＊
単純化のため採用するス
タッフは管理者ではなく、
1プレーヤーとして訪問
看護業務のみを行うこと
を想定します。

なお、いずれのパターンとも、以下を前提条件とします＊。

・新規採用スタッフの訪問回数は初月 20 回、翌月より 20 回ずつ増え、80 回を上限とし、以降一定の訪問回数をこなす

・訪問 1 回当たりの単価は 9,000 円

・新規採用スタッフの年収は 560 万円（月額給与 40 万円、6・12 月に給与 1 カ月分を賞与として支給）、法人負担の社会保険料は 13％とする。したがって社会保険料を含む年間の人件費負担は約 633 万円となる。また、翌年度に 1％の昇給を見込む

・スタッフには毎月、諸経費 1 万円、交通費 1 万円の計 2 万円の経費が発生する

・上記以外の状況は考慮しない

パターン1：紹介手数料20%のケース

　20×1 年 1 月に、人材紹介会社から紹介された看護職 A さんを採用することとします。紹介会社には採用決定時に年収 560 万円の 20％分に当たる 112 万円の紹介手数料を一括で支払います。

　シミュレーション結果は表 1 のとおりです。

〈採用初月〉

　A さんの採用初月には、訪問 20 件×単価 9,000 円＝ 18 万円の売上があります。初月なので売上が少ないのは仕方ないでしょう。一方で、当然ながら給与は満額発生します。社会保険料も同様に発生します。紹介手数料が 112 万円、その他経費が 2 万円発生するため、費用合計は 159 万 2,000 円で、これを売上の18 万円から差し引くと、A さんに関する初月の収支はマイナス 141 万 2,000 円です。この時点では人材投資の結果はマイナスです。収支をプラスにするために、A さんには訪問回数を増やしてもらう必要があります。

〈採用 12 カ月目〉

　A さんは採用後 4 カ月目からは月 80 回の訪問を行い、以降は順調に毎月 72万円の売上をキープしています。しかし、紹介手数料を含めた人件費負担が重く、採用から 12 カ月目の収支はマイナス 12 万 8,000 円です。収支が黒字となり、A さんの採用が訪問看護ステーションの経営上プラスとなるのは、13 カ月目（20×2 年 1 月）以降です。つまり、上記の条件においては、A さんの採用は 1 年以上にわたる長期投資であることが示唆されます。

　逆にいえば、A さんが 1 年以内に退職してしまった場合、この人材投資は法人にとって失敗であり損失が発生するということです。こうして見ると、紹介手数料は経営者泣かせの費用といえるかもしれません。

　もっとも、このシミュレーションを通じて筆者がお伝えしたいのは、人材紹介会社を利用するなということではなく、人材紹介会社を用いた採用は長期にわたる投資活動であるため、より慎重に検討する必要があるということです。

表1 │ パターン1のシミュレーション

売上高	20×1年1月	2月	3月	4月	5月	6月	7月	8月	
①訪問回数	20	40	60	80	80	80	80	80	
②訪問単価	9,000	9,000	9,000	9,000	9,000	9,000	9,000	9,000	
③売上高(①×②)	180,000	360,000	540,000	720,000	720,000	720,000	720,000	720,000	

人件費：年収　5,600,000(社保込　6,328,000)

④給与	400,000	400,000	400,000	400,000	400,000	400,000	400,000	400,000	
⑤賞与						400,000			
⑥社会保険料(13%)	52,000	52,000	52,000	52,000	52,000	104,000	52,000	52,000	
⑦人件費計(④+⑤+⑥)	452,000	452,000	452,000	452,000	452,000	904,000	452,000	452,000	
参考)人件費比率	251%	126%	84%	63%	63%	126%	63%	63%	

⑧紹介手数料(20%)	1,120,000								

その他経費

⑨消耗品費等	10,000	10,000	10,000	10,000	10,000	10,000	10,000	10,000	
⑩通勤費	10,000	10,000	10,000	10,000	10,000	10,000	10,000	10,000	
⑪その他経費計(⑨+⑩)	20,000	20,000	20,000	20,000	20,000	20,000	20,000	20,000	
⑫費用計(⑦+⑧+⑪)	1,592,000	472,000	472,000	472,000	472,000	924,000	472,000	472,000	
⑬差引利益(③−⑫)	−1,412,000	−112,000	68,000	248,000	248,000	−204,000	248,000	248,000	
⑭累計差引利益	−1,412,000	−1,524,000	−1,456,000	−1,208,000	−960,000	−1,164,000	−916,000	−668,000	

表2 │ パターン2のシミュレーション

売上高	20×1年1月	2月	3月	4月	5月	6月	7月	8月	
①訪問回数	20	40	60	80	80	80	80	80	
②訪問単価	9,000	9,000	9,000	9,000	9,000	9,000	9,000	9,000	
③売上高(①×②)	180,000	360,000	540,000	720,000	720,000	720,000	720,000	720,000	

人件費：年収　5,600,000(社保込　6,328,000)

④給与	400,000	400,000	400,000	400,000	400,000	400,000	400,000	400,000	
⑤賞与						400,000			
⑥社会保険料(13%)	52,000	52,000	52,000	52,000	52,000	104,000	52,000	52,000	
⑦人件費計(④+⑤+⑥)	452,000	452,000	452,000	452,000	452,000	904,000	452,000	452,000	
参考)人件費比率	251%	126%	84%	63%	63%	126%	63%	63%	

⑧紹介手数料(なし)	0								

その他経費

⑨消耗品費等	10,000	10,000	10,000	10,000	10,000	10,000	10,000	10,000	
⑩通勤費	10,000	10,000	10,000	10,000	10,000	10,000	10,000	10,000	
⑪その他経費計(⑨+⑩)	20,000	20,000	20,000	20,000	20,000	20,000	20,000	20,000	
⑫費用計(⑦+⑧+⑪)	472,000	472,000	472,000	472,000	472,000	924,000	472,000	472,000	
⑬差引利益(③−⑫)	−292,000	−112,000	68,000	248,000	248,000	−204,000	248,000	248,000	
⑭累計差引利益	−292,000	−404,000	−336,000	−88,000	160,000	−44,000	204,000	452,000	

7カ月目で黒字化

9月	10月	11月	12月	20×2年1月	2月	3月	4月	5月	6月	18カ月累計
80	80	80	80	80	80	80	80	80	80	1,320
9,000	9,000	9,000	9,000	9,000	9,000	9,000	9,000	9,000	9,000	9,000
720,000	720,000	720,000	720,000	720,000	720,000	720,000	720,000	720,000	720,000	11,880,000
400,000	400,000	400,000	400,000	404,000	404,000	404,000	404,000	404,000	404,000	7,224,000
			400,000						404,000	1,204,000
52,000	52,000	52,000	104,000	52,520	52,520	52,520	52,520	52,520	105,040	1,095,640
452,000	452,000	452,000	904,000	456,520	456,520	456,520	456,520	456,520	913,040	9,523,640
63%	63%	63%	126%	63%	63%	63%	63%	63%	127%	80%
										1,120,000
10,000	10,000	10,000	10,000	10,000	10,000	10,000	10,000	10,000	10,000	180,000
10,000	10,000	10,000	10,000	10,000	10,000	10,000	10,000	10,000	10,000	180,000
20,000	20,000	20,000	20,000	20,000	20,000	20,000	20,000	20,000	20,000	360,000
472,000	472,000	472,000	924,000	476,520	476,520	476,520	476,520	476,520	933,040	11,003,640
248,000	248,000	248,000	−204,000	243,480	243,480	243,480	243,480	243,480	−213,040	876,360
−420,000	−172,000	76,000	−128,000	115,480	358,960	602,440	845,920	1,089,400	876,360	

1年目は累計赤字　　13カ月目から黒字化

9月	10月	11月	12月	20×2年1月	2月	3月	4月	5月	6月	18カ月累計
80	80	80	80	80	80	80	80	80	80	1,320
9,000	9,000	9,000	9,000	9,000	9,000	9,000	9,000	9,000	9,000	9,000
720,000	720,000	720,000	720,000	720,000	720,000	720,000	720,000	720,000	720,000	11,880,000
400,000	400,000	400,000	400,000	404,000	404,000	404,000	404,000	404,000	404,000	7,224,000
			400,000						404,000	1,204,000
52,000	52,000	52,000	104,000	52,520	52,520	52,520	52,520	52,520	105,040	1,095,640
452,000	452,000	452,000	904,000	456,520	456,520	456,520	456,520	456,520	913,040	9,523,640
63%	63%	63%	126%	63%	63%	63%	63%	63%	127%	80%
										0
10,000	10,000	10,000	10,000	10,000	10,000	10,000	10,000	10,000	10,000	180,000
10,000	10,000	10,000	10,000	10,000	10,000	10,000	10,000	10,000	10,000	180,000
20,000	20,000	20,000	20,000	20,000	20,000	20,000	20,000	20,000	20,000	360,000
472,000	472,000	472,000	924,000	476,520	476,520	476,520	476,520	476,520	933,040	9,883,640
248,000	248,000	248,000	−204,000	243,480	243,480	243,480	243,480	243,480	−213,040	1,996,360
700,000	948,000	1,196,000	992,000	1,235,480	1,478,960	1,722,440	1,965,920	2,209,400	1,996,360	

「とりあえず早急にスタッフがほしいから」という理由で紹介手数料を支払うのは、経営判断上、極めてリスクの高い行為です。なぜなら、目先の人員不足解消という短期的な視点によって、回収に1年以上を要する長期的な投資を行うことになるためです。

紹介手数料を支払う場合は、そのスタッフに少なくとも1年以上は在籍してもらう必要があることを念頭に置き、自ステーションの求める人材を明確にした上で、採用候補者がそれにマッチしているかを十分に検討し、判断すべきでしょう。

パターン2：紹介手数料なしのケース

同月、ステーションのウェブサイトに掲載した採用募集を見て応募してきた看護職Bさんを面接したところ、経営理念に共感しているなど好印象だったので採用しました。訪問回数・人件費などの経費はAさんと同じ条件です。ただし、紹介手数料は発生しません。

シミュレーション結果は表2のとおりです。

〈採用初月〉

Bさんは、Aさん同様、採用初月には18万円の売上があります。ただし、紹介手数料が発生していないため、収支合計はマイナス29万2,000円に留まっています。

〈採用7カ月目〉

Bさんも採用後4カ月目からは月72万円の売上があります。採用から7カ月目に収支状況は黒字化し、Aさんのケースではまだ赤字だった12カ月目には99万2,000円の黒字を法人にもたらしています。

長期的視点による採用戦略の検討を

2つのシミュレーションから理解していただきたいのは、紹介手数料が高額だということではなく（それもないわけではありませんが）、人材採用は長期的視点を持って慎重に行う必要があるという点です。

訪問看護ステーションにおいては、日々の業務に忙殺され、採用戦略にまで手が回らないところも少なくないのが現状です。また、採用は縁や運の要素も大きいため、費用対効果の観点から対策の検討が後手に回りがちな面もあります。そのため、是非は別として、人材紹介会社を通じた採用は、負担の少ない効率的な方法ともいえるかもしれません。

しかし、人材採用は長期的投資であり、自ステーションの方針を明確にしなければならないという点は、どの方法による採用でも同じです。ぜひこれを意識して採用戦略を検討してください。

4 管理者の訪問回数を
ゼロにする売上高とは

　皆さんは訪問看護ステーション管理者の理想の訪問回数は何回だと考えていますか。管理者なのだから率先してほかのスタッフより多く訪問するべきだと思いますか、それとも請求業務や書類作成業務が多いため、訪問回数を少なくすべきだと考えますか？

管理者の理想の訪問回数は「0回」

　筆者が考える訪問看護ステーションの管理者の理想の訪問回数は0回です。なぜなら、管理者の役割は管理（マネジメント）だからです。スタッフはプレーヤーですが、管理者はマネジャーであり、その責務はステーション全体を組織として円滑に動かし、事業を適切に運営することです。もし管理者がスタッフと同様に訪問業務を行えば、その分、マネジャーとしての業務時間が削減されます。管理者はスタッフとは異なる、自らの役職に求められる役割を果たすことが重要です。

　一般的に、管理者はスタッフより給与額が高い傾向にあります。その理由は管理業務を行うからです。決して率先して訪問業務をこなすことを期待されているわけではありません。スタッフと同様に訪問業務をしているだけでは、管理者として対価を得るに値する業務を行っているとはいえません。

　管理者が定期的な訪問業務を担っていては、本来行うべき業務に十分な時間を割くことは難しいでしょう。管理者は、営業活動や調整業務、さらには責任者が対処する必要のあるクレーム案件など、組織全体にかかわる業務や重要な局面、緊急時には、率先し、かつスピード感を持って対応することが求められます。また、人事考課等ではスタッフ1人ひとりとゆっくり話す時間が必要です。それをおろそかにすると、スタッフに不満が生まれる原因となり、ステーション全体の雰囲気に余裕がなくなったり互いの関係性が悪くなったりする可能性もあります。さらに、新規事業の開始や事業所移転など組織運営全般にかかわる経営上の意思決定を行う際にも、拙速な判断にならないよう検討時間を確保することが不可欠です。

　これらを踏まえると、やはり管理者は管理業務に集中する必要があり、理想の訪問回数は0回をめざすべきだと考えます。

　とはいえ、厚生労働省によると、訪問看護ステーションのうち看護職数が4人未満のステーションが約半数（40.4％）を占めています[1]。こうした小規模の

ステーションでは、管理者もスタッフと同様に訪問業務を行わなければ、事業継続は厳しいでしょう。それでは、看護職が何人程度いるステーションであれば、管理者の訪問を0回とすることが可能となるのでしょうか。

人員・訪問回数と利益率のシミュレーション

[ケース1] 常勤看護師4人・月300回訪問では管理者はフル稼働

以下の条件のステーションについて試算してみます。

> ・管理者1人、常勤看護師3人、計4人のステーション
> ・訪問1回あたりの単価は9,000円
> ・売上高は訪問回数×訪問単価で算定し、1カ月の訪問回数は管理者60回、スタッフ各80回（計300回）
> ・年間の給与は管理者630万円、スタッフ各532万円
> ・社会保険料の法人負担分として法定福利費13%を計上
> ・その他の諸経費として月額60万円を計上
> ・売上高から費用を差し引いた利益に40%の税金がかかるものとする

表1はケース1に基づくシミュレーションの結果です。年間では、売上高3,240万円、税引後の最終利益2万7,720円という結果になりました（表2）。人件費率（人件費計÷売上）は78%、黒字ではあるものの利益率は0%台です。これでは管理者の訪問回数を0回にするどころか、減らすことすらままなりません。このような体制では、管理者はスタッフと同程度の訪問回数をこなしつつ管理業務を行わなければならず、さらにスタッフの欠勤の穴埋めや頻回なオンコール当番など、プレイングマネジャーとしてフル稼働する姿がイメージされるでしょう。

[ケース2] 常勤看護師6人・月約500回訪問で管理者の訪問を0回にできる

ケース1と同様の試算から、管理者の訪問が0回となっても利益が発生する常勤看護師数・訪問回数を考えてみます。

ケース1に次の条件を加え、ケース2として試算します。

> ・常勤看護師をさらに3人増やし、管理者1人、スタッフ6人の7人体制
> ・管理者は訪問回数を0回とし、管理業務に専念する
> ・スタッフ1人あたりの1カ月の訪問回数は新規利用者の獲得・効率化の実現などにより5%増加すると想定し、84回（計504回）
> ・諸経費はスタッフ1人増加につき5万円増えるものとし、月額75万円を計上

結果は表3のとおりです。スタッフを6人、訪問回数を月504回とすれば、管理者の訪問回数が0回でも利益を確保できます。

表1 | ケース1の月間売上・人件費

【月間売上】　　　　　　　　　　　　　　　　　　　【月間人件費】　　＊給与2カ月分を想定し、12で除した金額を想定

	訪問回数	単価	売上	給与	賞与月割*	法定福利費	人件費計
管理者	60	9,000	540,000	450,000	75,000	68,250	593,250
看護師1	80	9,000	720,000	380,000	63,333	57,633	500,967
看護師2	80	9,000	720,000	380,000	63,333	57,633	500,967
看護師3	80	9,000	720,000	380,000	63,333	57,633	500,967
合計	300	―	2,700,000	1,590,000	265,000	241,150	2,096,150

※小数点以下の端数処理により、最終数値が一致しない箇所があります

表2 | 年間税引後利益率

	ケース1	ケース2	ケース3
売上高	32,400,000	54,432,000	81,648,000
費用計	32,353,800	52,188,600	72,023,400
人件費	25,153,800	43,188,600	61,223,400
諸経費	7,200,000	9,000,000	10,800,000
税前利益	46,200	2,243,400	9,624,600
税金(40%)	18,480	897,360	3,849,840
税引後利益	27,720	1,346,040	5,774,760
人件費率	78%	79%	75%
経費率	22%	17%	13%
税引後利益率	0%	2%	7%

※小数点以下の端数処理により、最終数値が一致しない箇所があります

表3 | ケース2の月間売上・人件費

【月間売上】　　　　　　　　　　　　　　　　　　　【月間人件費】　　＊給与2カ月分を想定し、12で除した金額を想定

	訪問回数	単価	売上	給与	賞与月割*	法定福利費	人件費計
管理者	0	9,000	0	450,000	75,000	68,250	593,250
看護師1	84	9,000	756,000	380,000	63,333	57,633	500,967
看護師2	84	9,000	756,000	380,000	63,333	57,633	500,967
看護師3	84	9,000	756,000	380,000	63,333	57,633	500,967
看護師4	84	9,000	756,000	380,000	63,333	57,633	500,967
看護師5	84	9,000	756,000	380,000	63,333	57,633	500,967
看護師6	84	9,000	756,000	380,000	63,333	57,633	500,967
合計	504	―	4,536,000	2,730,000	455,000	414,050	3,599,050

※小数点以下の端数処理により、最終数値が一致しない箇所があります

　　利益が確保されれば、管理者としてまずは合格点に達したといえるでしょう。一方で、このシミュレーション結果では、税引後利益は年額134万6,040円にすぎず、利益率はわずか2%です（前掲の表2）。筆者の感覚では、医療・介護事業における税引後利益率は目標3%、理想は5%と考えます。そこで、管理者の訪問を0回にして、利益率5%以上となる安定的な運営体制を検討してみます。

表4 | ケース3の月間売上・人件費

【月間売上】　　　　　　　　　　　　　　　　　　【月間人件費】　＊給与2カ月分とし、12で除した金額を想定

	訪問回数	単価	売上	給与	賞与月割＊	法定福利費	人件費計
管理者	0	9,000	0	450,000	75,000	68,250	593,250
看護師1	84	9,000	756,000	380,000	63,333	57,633	500,967
看護師2	84	9,000	756,000	380,000	63,333	57,633	500,967
看護師3	84	9,000	756,000	380,000	63,333	57,633	500,967
看護師4	84	9,000	756,000	380,000	63,333	57,633	500,967
看護師5	84	9,000	756,000	380,000	63,333	57,633	500,967
看護師6	84	9,000	756,000	380,000	63,333	57,633	500,967
看護師7	84	9,000	756,000	380,000	63,333	57,633	500,967
看護師8	84	9,000	756,000	380,000	63,333	57,633	500,967
看護師9	84	9,000	756,000	380,000	63,333	57,633	500,967
合計	756	－	6,804,000	3,870,000	645,000	586,950	5,101,950

※小数点以下の端数処理により、最終数値が一致しない箇所があります

［ケース3］月約750回の訪問で利益率7％を安定的に確保

　ケース2にさらに下記の事項を加え、ケース3とします。

> ・常勤看護師をさらに3人増やし、管理者1人、スタッフ9人の10人体制
> ・諸経費は月額90万円

　この場合、月間訪問回数は計756回、売上は680万4,000円です（表4）。年間の税引後利益は577万4,760円、税引後利益率は7％となります（前掲の表2）。これだけの利益が見込めれば、そのステーションは安定経営ができているといえます。

　これらの3つのシミュレーションからわかるのは、固定経費の仮定の影響はあるものの、訪問看護ステーションの大規模化は収益性に優れており、さらに管理者が管理業務に専念できるようになるということです。訪問回数が増えれば収支差が改善されることは、厚労省の調査結果からも明らかです[2]。また、前述（p.83-88）の大阪府訪問看護ステーション実態調査報告書でも、大規模化が経営的に有利であることが示唆されています[3]。

　管理者が訪問業務から解放され、管理業務に専念すれば、運営管理・人事管理・財務管理などに多くの時間を割くことが可能となり、経営基盤の強化や組織力の向上が期待できます。そのためには、やはり管理者の理想の訪問回数は0回といえるのではないでしょうか。

　現実問題として、これをすぐに実現するのは難しいかもしれません。それでも、常に理想を意識することは、運営を担う管理者として重要です。人員の確保はステーション経営の安定化・収益の向上、ひいてはスタッフの満足度向上や利用者への確実なサービス提供の継続につながります。

＊＊＊

　"ステーションの規模が大きくなれば経営が安定する"というイメージを持っている管理者は多いでしょう。シミュレーションを行うと、具体的な人数や訪問回数の目安を得ることができます。

　本稿のシミュレーションは汎用性を優先し、一般化した条件設定の下に試算しています。ぜひ、自ステーションの状況を踏まえて、単価・訪問回数や経費の変更、リハビリテーション専門職・事務職の追加などを行い、自ステーションの経営環境に則したより精緻なシミュレーションをしてみてください。

引用文献

1 ）厚生労働省：第 2 回看護師等確保基本指針検討部会（令和 5 年 7 月 7 日）参考資料 2, p.72.
　　https://www.mhlw.go.jp/content/10800000/001118192.pdf［2024.3.8 確認］
2 ）厚生労働省：第 1 回医療と介護の連携に関する意見交換, 資料 3 参考 1 訪問看護について.
　　https://www.mhlw.go.jp/file/05-Shingikai-12404000-Hokenkyoku-Iryouka/0000156008.pdf［2023.12.7 確認］
3 ）大阪府：平成 29 年度大阪府訪問看護ステーション実態調査報告書.
　　https://www.pref.osaka.lg.jp/attach/24770/00394405/H29zittaityousa（300615）.pdf［2023.12.7 確認］

5 マネジメント業務の効率化

管理者が本当に行うべき業務は何か

　訪問看護ステーションの経営者や管理者は多忙です。中には明らかに業務過多となっている人もいます。特に経営者が管理者を兼任している場合は、資金繰りなどの財務管理や法人の事業計画を策定するといった経営管理、訪問看護ステーションの経営全般のマネジメントに加え、管理者としての運営管理を行う必要があり、多忙を極めます。

　このようなケースにおいて、経営者や管理者が、本来、担うべきとはいえない業務まで担当していることが多々あります。明らかに業務過多であるにもかかわらず、自分の時間を削って多くの仕事を抱え込み、満身創痍でそれらをこなすという働き方は、若さや情熱があれば多少は可能かもしれません。しかし、持続可能性や経営の安定性という観点からは好ましくないといえるでしょう。そもそも経営とは限られた資源（時間も含めて）を効率的に配分し、最大限の効果を上げることを目的としています。経営者や管理者はこの観点から、自分が携わっている業務が"経営者として"あるいは"管理者として"本当に必要な業務かどうかを考える必要があります。

売上につながる直接業務は重要

　一般に、業務は直接業務と間接業務に分けることができます。直接業務とは売上に直接つながる業務です。具体例としては、利用者宅を訪問して提供する訪問看護サービスなどです。ただし、管理者にとっての直接業務とは、もう少し経営の根幹的な要素を含めて解釈すべきです。つまり、自ステーションの経営方針や事業計画、看護師の採用面接・教育指導、訪問シフトの決定など、実際の訪問まで運営管理全体にかかわる業務です。これらには管理者としての「判断力」が重要となります。

　管理者の直接業務は多くの場合、この判断力を必要とするものです。「（経営）意思決定業務」という表現を用いることもあります。管理者の決定によって多くの利害関係者[*1]に影響を与える非常に重要性の高い業務です。

*1
利用者・担当看護職・主治医・ケアマネジャー・他の介護事業者など

　これらは基本的には管理者が責任を持って決定すべき事項です。なぜなら誰が決定するかによって内容が異なり、かつ経営に与える影響が大きい業務であるためです。

管理者にとって間接業務は重要性が低い

*2
例えば経理業務や給与計算、入退社に伴う社会保険手続き、その他一般事務業務などが該当します。

一方で間接業務とは、訪問看護ステーションに対して直接的に収益を生み出さない業務です[*2]。もちろんこうした業務自体は法人の運営上、欠かせないものです。しかし、管理者は可能な限りこれらを担当すべきではありません。なぜなら、間接業務は基本的に一定のスキルがあれば誰が行っても結果は同じだからです。

給与計算などはその典型例です。あるスタッフの給与について、1カ月の出勤日数・残業時間・オンコール手当等を正確に集計すれば、当然ながら誰が計算しても同額となります。給与計算に必要なスキルは、正確な計算のためのものであり、経営意思決定に必要な判断力とはまったく性質が異なります。また、間接業務には定型的なものが多く、業務効率化を進めやすい傾向があります。このため、それらは一定のスキルさえあれば誰が行っても結果が同じであると同時に、適正のある人が担当すれば、より効率的に進めることが可能です。

このような話をすると、管理者からはよく「経理業務や給与計算などを任せられる人材がいない」という声が聞かれます。その場合は税理士や社会保険労務士に外注すればよいのです。そうアドバイスすると、「専門家に外注すると費用がかかる」と懸念されることもあります。しかし、時間は有限であり、また経営者の時給単価を勘案すれば、自ステーションの事務職員でこれらの間接業務に対応できない場合は、外注すべきだと筆者は考えます。管理者は外注によって確保できた時間で直接業務に注力し、外注費用を上回る収益の確保を実現させるほうが、事業の持続可能性や経営の安定実現につながるでしょう。

間接業務削減は経営者の共通の悩み

中小企業庁「2018年版小規模企業白書」[1]では、経営者の従事する業務と削減意向について、「小規模事業者においては、経営者は幅広い業務に従事していることが分かる。経営者の担当する業務の範囲が広いため、人手不足への対応は『経営者の労働時間を増やし対応』となりやすいと推察できる」「半数以上の経営者が、自身が従事する業務のうち削減したい業務があると回答している」とあります。

白書で報告している、小規模企業の経営者を対象とした調査結果では、削減したい業務（複数回答）として回答が多かったのは「財務・会計（記帳）」65.9％、「在庫管理」45.6％、「給与管理・勤怠管理」45.4％といった間接業務だった一方、「経営計画の策定」の削減意向割合は13.4％と最も少数でした。白書では、「経営者自身の担う業務として重視されている」と示唆しています。

さらに、もし時間に余裕ができれば「売上向上に直接つながる業務に注力したい」とした回答の割合が58.7％で最も高く、「業務を効率化すれば、経営者は生産性向上に直接つながる業務に注力できるということが分かる」と結ばれています。

この調査結果から、経営者の多くは自らの業務を削減したいと考えており、特に間接業務の削減を望み、さらに時間に余裕ができれば生産性向上に直接つながる業務に注力したい意向であることがわかります。

　皆さんは経営者としての自身の価値について考えたことはあるでしょうか。経営者は本来、どのスタッフよりも報酬（給与）をもらうべき立場にあります。それは、経営者が偉いからではなく、経営に対する全責任を負っており、そのリスクを金銭的に評価すれば自ずと報酬が法人内で最高額となるためです。

　言い換えれば、経営者の行為は法人内において最も価値がある（人件費が高い）ということです。そのため、経営者は法人にとって価値のある業務をすべきなのです。すなわち、法人の運営の根幹をなす業務や方向性を示すような、他者に代替できない“判断力”が求められる業務です。

　前述したように、経営資源は有限です。経営者の時間も有限です。経営者の人件費の高さを考慮すれば、事務職への業務移管が面倒だから自分で行うという発想や外注費を惜しむ考えは消極的な思考といえるでしょう。管理者には、自分で間接業務をするよりもそれを外注して時間を捻出し、その時間で外注費以上の収益を上げるという積極的な発想が求められます。

　念のために補足しますが、間接業務の担当者が価値の低い仕事をしているという意味ではありません。直接業務を担当する訪問看護師も間接業務を担当する事務職員も、法人に対する貢献度は同等であり、すべての職員がそれぞれの役割を果たすという観点からは担当業務による優劣はありません。筆者が述べているのはあくまで経営者の役割という視点に立った場合の価値と判断基準であることに留意してください。

　経営者は給与計算や経理処理などの間接業務を担うべきではないことを述べましたが、これらの業務をしないからといって、その結果を把握しなくてもよいわけではありません。むしろ報告体制やチェック体制の強化が不可欠です。

　例えば給与計算の結果、誰にいくらの給与を支給しているかなどは毎月把握すべきですし、それができていなければ適正な賞与額の査定はできません。経理処理を事務職員や会計事務所に任せたとしても、売上高や損益の状況、現預金残高、借入金残高については適時に報告を受け、把握しておく必要があります。また、不正防止の観点から、適切な牽制機能（不正な預金引き出しや現金の横領を防止する管理体制）を構築することも重要です。さらに、自分が経理業務を行わないからとその内容や結果を把握せず、どんぶり勘定で経営を行ってしまうケースも散見されますが、それでは本末転倒です。

　間接業務は、誰が行っても結果が同じだとしても、その内容を把握して結果を基に判断することは、やはり経営者でなければできないという点は忘れないでください。

引用文献

１）中小企業庁：2018年版小規模企業白書.
　　https://www.chusho.meti.go.jp/pamflet/hakusyo/H30/h30/shoukibodeta/html/b2_1_2_2.html［2023.12.11確認］

6 経営者ではない管理者が身につけるべき経営視点

「経営者ではない管理者」という立場

　訪問看護ステーションの管理者には経営的視点から大きく2つのタイプがあります。それは経営者と管理者が同一人物である場合と、経営者と管理者が別人物である場合です。

　看護師が株式会社などを設立して訪問看護ステーション事業を始めたケースでは、「経営者（代表取締役）＝管理者」となることが一般的です。この場合のメリットは、管理者として把握している事業所の成績が、ステーション経営にどのように影響するかをダイレクトかつタイムリーに把握できる点です。それによって経営改善や新規事業戦略展開の意思決定などがスピーディーに行えます。逆にデメリットは、管理者は管理業務のみならずプレイヤーとして訪問看護業務にも携わっていることが多く、その場合は経営者・管理者・訪問看護師という3足のわらじを履くこととなり、非常に多忙となる点です。特に、訪問看護業務が忙しくなると管理業務や経営意思決定業務に手が回らず、事業が停滞するというリスクがあります。

　一方、経営者と管理者が別人物のケースとしては、医療法人などによる運営（経営者は理事長）や異業種からの参入（経営者は非医療職）などが考えられます。そうした場合、経営者は訪問看護ステーションの管理者要件を充足しないため、経営者以外の看護師が管理者を務めます。この管理者は経営者（最終的に経営意思決定を行う者）ではなく、運営管理を中心に業務を行うことが多い状況です。しかし、意思決定権者でなければ管理者に経営管理は不要というわけではありません。なぜなら利用者ごとの単価・訪問回数、さらにはスタッフのモチベーションなどを含む訪問看護ステーションの経営管理に必要な情報や状況を最もよく理解しているのは管理者にほかならないからです。

　現状では、多くの管理者がスタッフと同様に訪問看護業務に携わり、その合間に管理業務を行っています。さらに、毎月の訪問回数が100回を超えている管理者などの場合には、訪問看護業務に追われて管理業務を十分に行えていない可能性が高いでしょう。

　しかし、管理者が経営的視点を持たず日々の業務に忙殺されるのは、訪問看護ステーションの経営上、問題であるとともに、管理者自身のキャリアとしても非常にもったいない状態です。

管理者には経営的視点を持って数字を管理する役割がある

　訪問看護ステーション経営において、経営者が別にいる場合の管理者の役割はなんでしょうか。それは「（経営に関する）数字の管理」です。特にメインとなるのは収入（売上）の管理です。具体的には、医療保険・介護保険別の報酬単価や訪問回数、利用者ごとの単価・1カ月の訪問回数、職員1人当たりの訪問回数などです。

　管理者の中には「本部からの指示を受け、要請された資料を提出するだけ」「請求ソフトに機能があるのでとりあえず印刷している」など、明確な目的意識を持たずに集計をしている人もいますが、あえて厳しい表現をすれば、それは無駄な行為で、時間の浪費ともいえます。経営に関する数字は、常に、なぜそれらが経営判断上必要なのか、改善するためには何をすべきかに留意することが重要です。

押さえておくべき経営数値

　管理者は、自ステーションの経営状況を把握することが重要です。一方で、例えば医療法人が運営するステーションなどでは、管理者が経営管理に必要な数字を必ずしもすべて把握することはできないケースもあります。例えば、人件費は本部から情報提供されない、などです。

　しかし、そのような場合でも、管理者として経営指標を管理する方法はあります。

1. 収入

　訪問回数や訪問単価、請求単位（単価）の毎月の推移を保険別に把握しましょう。請求単位（単価）については円換算して把握することが望ましいです。

2. 人件費・人件費比率（人件費率）

　人件費は前述のとおり、センシティブな情報であることから、管理者にオープンにしている経営者は少ない印象です。そのような場合は、管理者の人件費は650万円、スタッフは550万円といった仮定の数字で算出してみるとよいでしょう。また、概算の人件費と仮定の人件費比率[*1]（［人件費／売上高］×100［％］）を算出するのも1つの方法です。

　「収益（売上）－人件費＝差引利益」がどれだけプラスであるかは、重要な管理指標です。採算ライン（ここでは80％と仮定）を超えるには、差引利益率（差引利益÷売上高）は20％以上をめざすべきということになります。

　一例として、管理者1人（人件費650万円）、スタッフ2人（同550万円×2）のステーションと仮定した場合、年間人件費合計は1,750万円、採算ラインとなる売上高は約2,188万円（1,750万円÷80％）です[*2]。これは1カ月の訪問看護収益にすると約182万円で、訪問単価を9,000円とすると約202回分の訪問に相

*1
人件費比率の採算ラインの目安は80％、黒字ラインは70％台であることが一般的です。

*2
p.90「割り戻し計算」参照

当します。この結果から、月間約200回の訪問が採算ラインであり、そこをいかに上回るかが経営管理上、重要課題であることがわかります。

　このように、人件費が正確にわからなくても、推計は可能です。とはいえ、本来はデータに基づいて管理することが理想です。そのため、一度推計した後は、データの共有とそれに基づく管理の可能性について、本部や経営者等と話し合うことが望まれます。経営者が管理者に収入管理のみを指示し、人件費までの把握を求めていないケースもありますが、管理者がそれも踏まえて運営に参画したほうが、人件費の無駄が省け、経営上、効果的かつ効率的です。また、十分な利益が出ている場合は昇給や賞与の交渉も可能となるため、筆者としては、管理者は人件費まで含めた経営管理をすべきだと考えます。

3. 経費の優先度は低い

　人件費以外の費用である経費は、多くのステーションで10％前後であり、金額的影響は大きくありません。また、事務所家賃や駐車場代、車両などのリース代といった固定費が多く、管理者の経営努力で改善できるような性質の費用は少ないといえます。そのため、管理者が経費に関与する優先度は低いといえます。

提案力・交渉力を持つ

　筆者がこれまで多くの訪問看護ステーション管理者と話をしてきた中で、法人組織への不満を口にする人は少なくありませんでした。不満の要因は大きく2つあり、1つはスタッフ不足（補充してほしい）、もう1つは給与が低いということです。ところが、いずれの不満についても理由を尋ねると「忙しいから」といった趣旨の答えがほとんどで、数字の根拠についてはあいまいでした。

　しかし、筆者の経験上、スタッフの新規採用や給与アップといった人件費が追加発生する要求について経営者を納得させる方法は、数字を示す以外にはありません。具体的には、利用者の増加によりスタッフの訪問回数がどれだけ増えたのか、またそれに伴い請求点数がいかに増え収入に貢献しているかなどの根拠資料を提示し、その上で、例えば訪問回数が月間80時間（または○回）を超えた場合にはインセンティブ報酬を要求するといった、自分やスタッフにとってプラスになる対応を求めます。

　もちろん数字の管理や提示は、プラスの面ばかりではありません。業績等に伴う新規採用や給与アップを要望するのであれば、利用者の減少や報酬改定に伴う減収が生じた場合には、賞与等の報酬が減額となることもあり得ます（基本給の減額は、労働基準法上の不利益変更となる可能性が高いため、原則ありません）。しかし、それを理由に管理者が管理業務を十分に行わず、スタッフと同様に訪問業務メインで働いていては、リーダーシップの発揮やキャリアアップは難しく、スタッフの信頼も得られにくいと思います。

管理者としてキャリアを磨くために

　ある訪問看護ステーション管理者は、採用されたとき、経営者に対して「私は、運営はわかりますが、（経営に関する）数字のことはわからないので、数字の管理は理事長にお任せします」と、特に恥じる様子もなく言い切ったそうです。その管理者は、管理業務は最低限しか行わず、スタッフと同程度の訪問回数をこなしています。

　一方、別のステーションの管理者は、毎月、経営者に経営数値を提出し、目標の達成状況・進捗管理や取り組みについて積極的に報告・提案しています。その管理者は自分の仕事にやりがいを感じており、目標達成にはインセンティブ報酬が付与されています。もちろんスタッフにもそれぞれの目標達成時にはインセンティブが付与されます。また、経営者は管理者に人件費の総額と経費按分を開示しています。

　訪問看護ステーションの管理者にぜひ考えてほしいのが、「5年後・10年後の自身のキャリア」についてです。看護師として多様な分野でキャリアを積み上げていきたいのか、訪問看護の分野を極めたいのか。また、経営参画する管理者としてキャリアを磨くのか、経営者として独立をめざすのか。いずれにしても、管理者として数字を意識して日々の業務に取り組むことが自身のキャリアの選択肢を広げるのは間違いありません。

　ぜひ、経営への関心と当事者意識を持って管理業務に取り組んでください。

7 役員報酬について考えよう

役員報酬は法人経営における最終損益を大きく左右する非常に重要な項目です。この金額は法人と経営者の税金等の支払いにも影響するため、法人全体の資金繰りの観点からも熟考が必要です。「漫然と毎年同じ金額に設定している」「税理士に意見を求めたことがない」「自分がいくらもらえれば適正なのかを意識したことがない」といった経営者もいます。しかし、役員報酬は、決算後にまず検討すべき経営における重要な意思決定事項です。

役員報酬の基本的なルールと適正な金額の考え方について説明します[*1]。

*1
本稿では論点をシンプルにするため、訪問看護ステーション経営者=法人代表者(1人)=株主(1人)とします。
また、中小法人と仮定し、役員報酬は定期同額給与のみとします。

役員報酬は毎月一定額

まず、役員報酬における「定期同額給与」[1)]について説明します。

役員報酬(支給額)は毎月同額[*2]とする必要があります。通常、役員報酬は決算月以降3カ月以内に決定します。一般的なスケジュールでは、3月決算の法人の場合、5月下旬ごろに決算書ができあがり、この結果を踏まえて1年間の役員報酬額を決定し、それに基づき6月(または7月)の役員報酬支給時から定められた金額を支払います。

*2
厳密には毎「期」同額とすることを指し、これを定期同額給与といいます。

なぜ役員報酬はこのように1年間の報酬額があらかじめ確定されているのでしょうか。例えば、当該役員が訪問看護ステーションの法人代表者かつ看護師である場合などは、自分が訪問を頑張った月はその分を賃金に反映させたいと考え、業績がよければ賞与を受け取りたいと思うのが自然です。しかし、税金の世界ではそれは認められていません。理由は、役員報酬の自由な増減が可能だと、実質的に利益操作ができてしまうからです。

少し単純化して説明すると、法人などにおいて、収入から費用を差し引いた利益が大きければ、その分、納付する税金も多くなります。役員報酬は費用に分類されます。つまり、利益が大きく税金の支払い額が増えそうな場合に、役員報酬を増額すれば利益は減り、税金を抑えられることになります。しかも役員報酬は経営者の一存で金額を決定し得るため、納税額の操作が非常に簡単に行えてしまう可能性があります。例えば「今期は利益がたくさん出そうだから、決算月の役員報酬を増やして利益を減らし、税金を安くしよう」と考え、実行することができてしまいます。これは公平な税負担という観点から適切ではありません。そこで、役員報酬については定期同額給与が導入されているのです。なお、定期同額給与ではない役員への報酬は費用として認められないため、決

表1｜A訪問看護ステーションの決算数値1

> 売上高　1億円
> 費用　9,000万円（うち役員報酬1,000万円）
> 税引前利益（差引利益額）　500万円
> 税金支払（税引前利益の35％と仮定）　175万円
> 最終利益　325万円

表2｜A訪問看護ステーションの決算数値2

> 売上高　1億円
> 費用　9,500万円（うち役員報酬1,500万円）
> 税引前利益（差引利益額）　0円
> 税金支払　0円（税引前利益が0円のため）
> 最終利益　0円
> 　※役員報酬増額に伴う法人の社会保険料負担は
> 　　考慮しない
> 　※地方税均等割等については考慮しない

算上は利益が減らず、結果として納税額が高くなります。

役員報酬と税金

　役員報酬における経営者の悩みとして多いのは「適正額がわからない」ことです。しかし実は、これは顧問税理士にとっても同様です。さらに言えば、役員報酬の適正額の検証は困難であり、またあまり意味もないと考えられます。

　例を挙げて考えてみます。A訪問看護ステーションの決算数値（要約）が表1だとします。売上高1億円に対して役員報酬は1,000万円、売上から費用を差引いた税引前利益は500万円であるため、税金の支払い額は175万円です。

　役員報酬以外は同じ条件だと仮定した場合に、次期の役員報酬はいくらにすべきでしょうか。「とにかく税金を支払いたくない」と考える経営者であれば、利益額が0円となる役員報酬額を設定するでしょう。つまり、今期の役員報酬1,000万円に税引前利益500万円を加えた1,500万円です。その場合、次期の決算は表2となります。

　確かに法人としての納税額は0円となります。いわゆる"トントン"の状態です。これは一見、1年間の事業活動から役員報酬1,500万円を得て、法人の税金を支払うこともなかったため、とても得をしたように感じるかもしれません。しかし、果たしてそれは本当でしょうか。

　役員報酬を1,000万円から1,500万円に増額した場合、それに伴い徴収される社会保険料（健康保険・厚生年金など）や税金（所得税・住民税など）が増加するため、実際にはあまり手取額は増えません。また、この例示では計算に含めていませんが、役員報酬の増加によって増額する社会保険料について法人は半額を負担する必要があり、その分、法人の費用負担が増加します。

　さらに手取額は、概算ですが役員報酬1,000万円では約750万円、1,500万円では約1,050万円です（各種控除金額等により異なる）。役員報酬額が500万円増えても手取額の増加は300万円程度で、残りの200万円程度は税金等に充てられます。つまり、役員報酬の増額によって法人の支払う税金は175万円から0円になりますが、一方で個人の税金等の負担が200万円増加する結果となります。法人経営と役員報酬を合算して考えると、役員報酬を1,500万円としたケースのほうが200万−175万＝25万円も多く税金を支払うことになるのです。

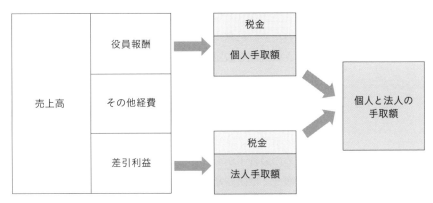

図1 個人と法人の手取額を最大にする最適な役員報酬の検討

　経営において、法人と経営者は一心同体です。仮に法人に資金が足りなくなった場合、金融機関から借りず、経営者が用立て（持ち出し）をして資金繰りを改善させることは珍しくありません。そのほうが金融機関からの借り入れに比べて利子がなく返済の自由度も高いからです。

　経営者は生活費等のため、ある程度の報酬は必要ですが、それ以上については、法人の税金と経営者個人の税金とのバランスを考えて役員報酬を決定することが、経営上、最も有利だといえます（図1）。

　とはいえ、これはあくまで理想かつ理論上の話であり、実際には法人の1年間の業績や最終利益額を予想することは至難の業です。さらに、最終利益額から税金を推計し、それを基に経営者の税金や社会保険料などまで加味して法人と経営者の合計負担を最小限にする最適な役員報酬額を決めることは、ほとんど不可能でしょう。

役員報酬額の検討・決定方法

　では、役員報酬はいったい、どのような考えの下で検討し、決定すべきなのでしょうか。筆者の経験を踏まえた個人的な見解を紹介します。

1. 顧問税理士に相談する

　法人の財務の状況と役員報酬の関係について、個別性を踏まえて最も理解しているのは顧問税理士です。顧問税理士に役員報酬の適正額について相談することをおすすめします。ステーションの経営になんらかの形で親族等が携わっている場合は、その親族等の役員就任の可否・報酬も相談するとよいでしょう。法人と経営者の手取額も踏まえ、一番有利な方策を提示されるはずです。

2. 自分のモチベーション（事業意欲）につながる金額を設定する

　経営者であれば、「自分が訪問や管理者業務、経営全般を頑張っているのだから○○万円くらいほしい」という気持ちがあるかと思います。たとえ税金等の観点から最適ではない（多少の損をする）としても、役員報酬は経営者の最大

のモチベーションになると筆者は考えます。

　そのため、経営上の問題がなければ、シンプルに経営者として受け取りたいと思う報酬額を設定することがモチベーションの維持・向上につながり、事業もうまくいくのではないかと感じています。経験上もこのような思考の経営者は成功していることが多い印象を受けます。

　これは前段とは逆の話になってしまうかもしれませんが、顧問税理士が提示する最適額は、論理的に最も得な金額にすぎません。もちろんそれは安定経営のための最善手かもしれませんが、経営者のパフォーマンスを最大限に引き出す金額だとは限らないのです。

　例えば、経営者として努力して責務を果たし、月額100万円の役員報酬を得ている人が、税理士から「税金等を考慮すると最も得な役員報酬額は月額70万円なので、報酬を下げましょう」と提案されたら、それが確かに経営的には正論だとしても、モチベーションは下がるのではないでしょうか。筆者の知る、ある経営者は、役員報酬額について「なぜ税金制度などに気を使わなければならないのだ」と言い、自分の納得のいく金額を設定しています。経営者として数字を意識することはもちろん重要ですが、事業に対するモチベーションを保つことはそれ以上に大切です。

3. リスク評価としての役員報酬

　役員報酬を高額に設定することについて、「ほかのスタッフも頑張っているのに自分だけ高額な役員報酬をもらうのは申し訳ない」と言う経営者もいます。しかし、役員報酬とスタッフ給与はまったくの別次元で考えるべきです。

　スタッフは雇用契約によって守られており、経営責任を問われることはありません。一方で経営者は経営リスクを背負っています。銀行からの借入金に対して個人保証をしている人や、自宅を担保に入れている人もいるでしょう。万が一、会社の経営が傾いたとき、スタッフは法人にお金を貸してはくれません（貸すべきでもありませんが）。現金等の個人資産を法人に貸し付けるのは経営者だけです。そのような不測の事態に備えて事前に多めの役員報酬を設定するのは、むしろ経営責任の1つともいえます。

　訪問看護のような人材の売り手市場の業界においては、スタッフの賃金が不当に低ければ、人材は自然と離れていくはずです。スタッフに適正額の賃金を支払った上でなお、経営努力によって余剰資金が生じると考えられるのであれば、それを役員報酬として受け取ることには何の問題もありません。法人に利益として残して国に多額の税金を支払うことも、社会的責任としては大切です。ただし、事業が傾いても国は税金を返してはくれません。法人を救える個人は経営者だけという意識を常に持ち、適切な役員報酬を検討しましょう。

引用文献

1）国税庁：No.5211　役員に対する給与（平成29年4月1日以後支給決議分）.
　　https://www.nta.go.jp/taxes/shiraberu/taxanswer/hojin/5211.htm［2024.3.11確認］

1 訪問看護ステーションの起業・経営と情報リテラシー

訪問看護ステーションを経営するということ

日本の将来像をイメージした際に、訪問看護は今後も必要性が高まっていく事業だといえます。在宅で暮らしたいという利用者や家族のニーズ、医療の場の在宅へのシフトをはかる国の方針、医療職・介護職の多様な働き方への対応といったさまざまな背景から、訪問看護には高い期待が寄せられています。

一方で、訪問看護ステーションの経営には多くの難しさもあります。その最大の要因は人員基準でしょう。管理者は常勤専従の看護師または保健師を原則としており、さらに看護職員は常勤換算2.5名以上の配置が義務づけられています。これらを常にクリアし続けるのは、人材不足が長期にわたっている医療・介護業界において、決して容易なことではありません。

仮に人員基準が安定しても、資金繰りの問題は常につきまといます。訪問看護の報酬は医療保険・介護保険とも入金は2カ月後である半面、給与は遅くとも労働の発生した月の翌月には支給しなければなりません。つまり、慢性的に入金よりも出金が早いキャッシュサイクルです。これらの点から、創業時には1,000万円前後の資金が必要であり、ほとんどの訪問看護ステーションは開設時に日本政策金融公庫などから資金の借り入れを行っています。

売上や営業についての戦略も重要です。例えば小児や精神科訪問看護への対応可否、自ステーションにとっての医療保険・介護保険利用者の適正な比率、行いたい看護や展開したい事業、そして地域から自ステーションが何を求められているのかについて、常に検討し続ける必要があります。

加えて、訪問看護事業は人件費をはじめ、固定費*が多いという特性もあり、十分な訪問件数を確保できなければあっという間に赤字に陥ります。

こうしたさまざまな困難はあれど、それでも訪問看護は「やりたい」と思えるだけの魅力的な事業であることを、筆者は多くの訪問看護ステーションの経営者・管理者を見て実感しています。

訪問看護は、その事業を通じて自身の思い描く理想の看護を追求することのできるものです。さらに、訪問看護ステーションから看護小規模多機能型居宅介護や障がい児・者向けのサービスなど、さまざまな事業を展開することも可能です。適切な運営を行えば、十分な年収を得ることもできます。つまり物心両面から自己実現につながる将来を切り拓くことができるといえます（筆者は実際にそのような方をたくさん見てきました）。

*
事務所家賃や駐車場代といった、売上の有無にかかわらず必ず発生する費用。

表1 | 経営資源

ヒト（人材）：訪問看護ステーションで働く看護職等の有資
　　　　　　格者や事務職
モノ（設備）：訪問看護ステーションの事務所や車両等
カネ（資金）：上記を確保するための資金
情報：自身が所属するコミュニティや外部から得られる経
　　　営に役立つ情報

　しかし、理想の実現は容易ではなく、訪問看護事業は理想だけで経営が成り立つほど甘くありません。同時に、売上や利益ばかりを追求してもスタッフやケアマネジャー、利用者等から支持されず、うまくいかない場合がほとんどでしょう。つまり、「理想」と「事業を継続していくための経営感覚」の両方が必要なのです。

経営資源の活用と意思決定

　訪問看護ステーションに限らず、事業経営には経営資源が必要です。これは事業を継続的に営むために必要な要素で、一般的に「ヒト」「モノ」「カネ」「情報」から成ります（表1）。

　経営資源には時間的・物理的なさまざまな制約があり、すべて有限であると理解することが不可欠です。カネに限りがあるのは言わずもがなかと思います。そのため、経営資源は効率的かつ効果的な配分と活用が求められます。経営とは、限られた経営資源で最良の結果を得られる方法を求め、意思決定し続けることにほかなりません。

　訪問看護ステーションの起業・経営では、限られた資金で事務所や人材の確保、必要な備品等の購入といった意思決定を行います。その際に、不必要なことはしない・不要なものは購入しないという見極めがとても大切です。

「情報リテラシー」を持とう

　訪問看護ステーションの起業を思い立ったり、経営者・管理者になったりしたとき、多くの人はまず情報収集を行うでしょう。しかし、知らないことを調べようとすると「何から調べてよいのかわからない」「その情報が正しいかどうか不安」と悩むこともあるのではないでしょうか。

　訪問看護ステーションの経営者・管理者の中には、誤った情報を参考にしたばかりに予定時期に開設できなかったり、余計なものを購入して支出が増えたりといった人も少なくありません。そのため、「情報リテラシー」を高める必要があります。

　情報リテラシーとは、情報を扱うための基本的な能力です。情報通信技術の発達によって膨大な量の情報を得られるようになったことにより、その中から必要なものを検索・選択し、必要に応じて蓄積・加工して自ら情報を創出する

能力が求められるようになりました。つまり、インターネット等で多くの情報をすぐに・手軽に得られるようになった現代では、正確な情報を得るために正しく取捨選択する必要があるのです。

　例えば、看護職である皆さんなら実感することが多いように、インターネット・テレビ・雑誌などから大量に発信される医療や健康に関する情報の中には、真偽の定かでないものや明らかな間違い、信じられないようなデタラメなものもあります。起業・経営に関する情報も同様で、明らかな間違いや参考にすべきでないものがあります。そのため、情報は一方的に受け取るだけでなく、真偽を見極めた上で取捨選択をしなければならないのです。

　そういった誤った情報や不適切な人に安易に頼ったことから開業につまずいたり、その後の経営がうまくいかなかったりする経営者・管理者がいます。

　情報リテラシーの乏しさから失敗したケースを以下に挙げます。

・自称コンサルタントに行政手続きを丸投げしたら間違いがあり、開設時期が予定より遅れた
・相見積もりをとらず、1社の言うとおりにリース契約を締結したら、他社よりもかなり割高だった
・創業融資を比較検討せずに借入れをしたら、金利が高いものを選んでいた
・インターネットの情報をうのみにしたら、間違っていた

1. 正しい情報の見極め方

　情報が正しいかどうかを見極めるにはどうしたらよいでしょうか。以下に、信頼性の高い情報の例を挙げます。

❶厚生労働省や都道府県などの公的機関の情報
❷日本看護協会や日本訪問看護財団などの専門機関の情報
❸信頼性のある出版社が発行する専門書籍の情報
❹専門家が解説している情報（弁護士・税理士・行政書士・社会保険労務士等）
❺信頼できる人物から得る情報（先輩看護師、知人の経営者等）

　❹の専門家が解説している情報が信頼に足るかどうかの最低条件は、実名や顔写真の公表、ウェブサイト（問い合わせ先）があるといったことです。法律や手続きなどの情報は❶〜❸で確認し、人材採用や設備投資などの実務的な情報は❹❺から収集するのがよいでしょう。

2. 情報リテラシーの身につけ方

　情報リテラシーを身につけるには、次のような習慣づけをおすすめします。

・信頼性の高い都道府県・市区町村などの行政機関に相談するクセをつける
・同業者と情報交換するネットワークをつくる
・購入・契約する場合は1社のみでなく相見積もりをとる
・インターネットの情報をうのみにしない（文責のない記事は信用しない）
・信頼できる相談相手をつくる（1人ですべてを抱え込まない）
・専門家等を活用する場合は、理解できないことについて納得できるまで説明

を求める

・コンサルタントなどに委託しても丸投げはせず、報告を求めて進捗状況を把握する

＊ ＊ ＊

　経営資源は、正しい情報・知識・サポートがなければ、効率的・効果的に活用することはできません。そのためにも、情報リテラシーを高めましょう。また、誤った情報に左右されないために、それが正しいかどうか、普段から確認するクセをつけることが大切です。

　これに関して、東京大学教養学部の石井洋二郎学部長の、平成26年度の卒業式でのあいさつが有名です。石井氏は「必ず一次情報に立ち返って自分の頭と足で検証してみる」と述べました[1]。

　情報は起業・経営のさまざまな意思決定において大変重要な経営資源です。情報があふれている現代だからこそ、経営者・管理者は情報リテラシーを身につける必要があるのです。

引用文献

1）東京大学：平成26年度　教養学部学位記伝達式　式辞.
　　http://www.c.u-tokyo.ac.jp/info/about/history/dean/2013-2015/h27.3.25ishii.html［2023.12.8.確認］

2 訪問看護と開業資金

訪問看護ステーション開設のための重要な準備である「自己資金」

*1
本稿は創業計画を前提に
回答していますが、新規
事業計画や次年度計画等
の作成を検討している方
にも参考になる内容とし
ています。

〈よく寄せられる質問〉
Q.
　1年後に訪問看護ステーションを立ち上げようと考えています。看護師歴は15年、うち
訪問看護は経験5年です。開設時に資金はいくら必要でしょうか。また、融資はいくらま
で可能なのでしょうか[*1]。

A.
　訪問看護ステーションの開設にあたり、事業所の賃貸費用、パソコン等の備品、さらに
は当面の人件費等、経営が軌道に乗るまである程度のまとまった資金（開業資金）が必要と
なります。
　具体的な金額については開設する場所や移動手段（自動車、バイク、自転車等）、スタッ
フ数等によって異なりますが、訪問看護ステーションの開業資金としては少なくとも1,000
〜1,500万円くらいは必要でしょう。

　筆者の元にはこのような質問がよく寄せられます。「融資はいくらまで可能
か」という問いに対しては金融機関の審査基準によるため一概にはいえません
が、いくつかの重要な要素があるため以下に解説します。また、開設時の創業
融資は日本政策金融公庫や信用金庫等の自社のメインバンクに依頼するケース
が大半かと思います。

1. 自己資金（自分で事業のために用意した資金）

　開設時に必要な資金については〔開業資金＝自己資金＋（金融機関の）融資額〕
で考えます。ここで重要な要素が開業資金に占める自己資金の割合です。例え
ば開業資金に1,300万円必要な場合に、自己資金300万円を用意できたならば、
自己資金の割合は約23.1%（300／1,300≒0.231）となります。個人的な経験です
が、自己資金の割合が20%を下回ると希望融資額に届かないことが多い印象
です。

　少し想像していただければイメージしやすいかと思います。ある人が「訪問
看護を開業したいです！ でも自己資金はありません！ 全額融資してくださ
い！」と相談に来たら、融資担当者としてはどう思うでしょうか。おそらく「こ
の人は行き当たりばったりで何も準備をしていなかったのかな」と思うのでは
ないでしょうか。例えば1年前から訪問看護を立ち上げようと思えば、筆者な
ら開設のためにいくら必要なのかを計算して融資についてもいろいろと調
べ[*2]、自己資金をコツコツ貯めると思います。訪問看護ステーションの開設に
あたっては制度の知識、人材確保、場所の選定なども重要ですが、同じくらい

*2
日本政策金融公庫の「創
業時支援」など、無料の
参考になる情報は多々あ
ります（https://www.jfc.
go.jp/n/finance/sougyou/
riyou/sougyouji/）

自己資金の準備も重要です。事業への「本気度」を示すためにも自己資金はしっかり準備したいところです。

2. 創業計画書（自分の思いを数字で表現する）

　融資の上限額について自己資金の割合が重要であることは前述のとおりです。一方で、融資の上限額と希望融資額（必要な融資額）は異なります。金融機関は自己資金さえ用意できれば融資してくれるわけではありません。

　融資は、自己資金と希望融資額を合わせた開業資金を何にどれだけ費やしてどのような事業を展開するのかという創業計画書に基づいて判断されます。

　ここでの難問は、創業計画書は必ず数字で作成しなければならないということです。もちろん数字以外の部分として、事業概要をはじめ創業者の経歴や事業への思いも説明する必要はあります。ただ、再び極端な例ですが「自己資金は300万円あります！ 訪問看護ステーション、成功させます！ 1,000万円融資してください！ でも数字で作成した創業計画書はありません！」と言われてしまっては、融資する側も何にいくら使うので1,000万円融資が必要なのか、500万円では足りないのか、あるいは1,500万円ないと軌道に乗る前に資金ショート（倒産）してしまうのではないか、といった資金需要の適正性の判断ができません。

3. 訪問看護ステーションにおける創業計画書の主なポイント

　そこで、下記のようなポイントを意識しながら創業計画書を作成すると「なぜその融資額（例えば1,000万円）が必要なのか」を具体的に説明することができます。ただし、決算書等と異なり、創業計画書の書式は自由です。そのため今回は参考として、実際に筆者が創業支援で使用している創業計画書のサンプル（資料1-①②、資料2）を基に解説します[3]。

①開業時の必要資金と希望融資額の明示（賃貸物件に関する資金、開業までの人件費等）

②売上高の予測（保険請求の場合は売上から入金まで約2カ月かかることを考慮する）

③訪問単価と毎月の訪問件数（利用者数×平均訪問件数の見積もり）の予測（売上高は単価×数量で考えるため）

④売上高の重要な要素である利用者数の増加予測

⑤支出についての見積もり（特に人件費・家賃などの金額の大きい部分をなるべく正確に見積もる）

⑥その他一般的にかかる支出の見積もり（通信費、車両費、消耗品費等）

⑦翌月繰越残高（最終的な現預金残高）の推移

　特に⑦については、「希望融資額がなければ資金ショートしてしまう、だからこそ融資が必要」というメッセージを含んでいます。

　この創業計画書のサンプルはなるべく誰が見ても初見で数字の流れが追えるようにナンバーやアルファベットで誘導しました。ぜひ構造を読み解いてもらえればと思います。また、各項目の解説や計算根拠も明示していますので参考

*3
訪問看護事業は初年度の赤字幅が大きいため、安定的な黒字化が見込める2年目まで作成しています。

にしてください。

4. 創業計画書の各項目について

❶開設時期の明示

訪問看護ステーションは事務所賃貸や人員配置など、開設前から支出が発生するため、開設前からの支出についても計上する必要があります。サンプルでは開設2カ月前からの収支を記載しています。

❷全体の数字の流れ──前月繰越額と翌月繰越額の関係

前月繰越額は当初の自己資金3,000千円からスタートします。以下の収入・支出を加味することで最後に翌月繰越金額が算定されます。

❸収益予測

・創業1カ月目に利用者8人（平均訪問件数8件）でスタートし、毎月純増6人の利用者増を見込み、開業8カ月目で50人の利用者数とすることを目標としています（以降は一定）。

・利用者1人あたりの平均訪問件数8件、訪問単価8,700円で計算しています。そのため、初月売上高557千円（ただし入金は2カ月後）、8カ月目からは毎月3,480千円の売上高を見込んでいます。

❹経常収入

上記の売上高の実際の入金（2カ月後）およびエンゼルケア等の自費売上高の入金を見込んで計上しています。

❺経常支出

給与等の人件費や事務所家賃（地代家賃）等の支出を計上しています。特に人件費に関しては重要性が高いため、後述する❾職員データにて内訳を別掲しています。

❻財務収支

ここで借入金の希望融資額10,000千円を計上します。また、据置期間1年間としているため、2年目から返済が開始されています。

❼設備投資等

敷金・備品等の初期費用を計上しています。

❽翌月繰越金額[*1]

イメージとしては法人の預金通帳残高です。ここがマイナスになれば資金ショートとなり、倒産を意味します。当然ですが、創業計画書において翌月繰越金額がマイナスになることはあり得ません。その理由を大げさにいえば「この事業は倒産することが前提なのですが融資してください」と言っていることと同じだからです。そのような事業に融資する金融機関はありません。もし創業計画書を作成中に当該金額がマイナスになるようならば収入か支出（あるいは自己資金か希望融資額）を見直す必要があるでしょう。

❾職員データ

訪問看護ステーションの創業計画書の妥当性を判断する上で重要な指標といえます。特に「訪問担当者1人あたりの訪問件数」を算出することで実現の可

*1
❷全体の数字の流れでも触れたように、翌月繰越金額（A＋G）は翌月の前月繰越額（A）に引き継がれます。例えば1月の翌月繰越金額（A＋G）は2月の前月繰越額（A）に引き継がれ、どちらも同じ10,302千円となります。

資料1-①｜創業計画書のサンプル：開設前々月～開設10カ月目（初年度）

	開設前々月	開設前月	開設1カ月目	開設2カ月目	開設3カ月目
収益予測	1月	2月	3月	4月	5月
(1)利用者数(人)	―	―	8	14	20
(参考)純増利用者数(当月−前月)(人)				6	6
(2)利用者1人あたり訪問件数(件)			8	8	8
(3)延訪問件数[(1)*(2)](件)			64	112	160
(4)利用者単価(円)	―	―	8,700	8,700	8,700
(5)保険請求額(9割)(3)*(4)*0.9(千円)	―	―	501	877	1,253
(6)利用者負担額(1割)(3)*(4)*0.1(千円)	―	―	56	97	139
(7)収益計[(5)+(6)](千円)	―	―	557	974	1,392

自己資金

	開設前々月 1月	開設前月 2月	開設1カ月目 3月	開設2カ月目 4月	開設3カ月目 5月
前月繰越額(A)	3,000	10,302	8,569	6,668	4,767
経常収入 保険請求入金					501
経常収入 利用者負担金入金					56
経常収入 その他入金					20
経常収入合計(B)	0	0	0	0	577
経常支出 役員報酬	0	400	400	400	400
経常支出 従業員給料	0	720	720	720	720
経常支出 従業員賞与	0	0	0	0	0
経常支出 法定福利費	0	0	168	168	168
経常支出 福利厚生費	0	5	5	5	5
経常支出 地代家賃	130	130	130	130	130
経常支出 水道光熱費	30	30	30	30	30
経常支出 通信費	30	30	30	30	30
経常支出 旅費交通費	30	30	30	30	30
経常支出 衛生費	15	15	15	15	15
経常支出 車両費	120	120	120	120	120
経常支出 支払手数料	120	120	120	120	120
経常支出 保険料	10	10	10	10	10
経常支出 広告宣伝費	100	10	10	10	10
経常支出 消耗品費	50	50	50	50	50
経常支出 支払利息	13	13	13	13	13
経常支出 その他経費	50	50	50	50	50
経常支出合計(C)	698	1,733	1,901	1,901	1,901
経常収支(D)=(B−C)	−698	−1,733	−1,901	−1,901	−1,324
売上高経常収支率 (参考D/B)					−229.6%
財務収支 借入金入金	10,000				
財務収支 借入金返済	0	0	0	0	0
財務収支 財務収支合計(E)	10,000	0	0	0	0
設備投資等 敷金備品等	−2,000	0	0	0	0
設備投資等 その他収支合計(F)	−2,000	0	0	0	0
当月差引金額(G)=(D+E+F)	7,302	−1,733	−1,901	−1,901	−1,324
翌月繰越金額(A+G)	**10,302**	**8,569**	**6,668**	**4,767**	**3,443**

職員データ	1月	2月	3月	4月	5月
役員(管理者)(人)	1	1	1	1	1
看護職員(常勤)(人)	2	2	2	2	2
リハビリ職員(常勤)(人)	0	0	0	0	0
職員平均給与　※役員除く(千円)	360	360	360	360	360
訪問担当者(人)	3	3	3	3	3
訪問担当者1人あたり利用者数(人)	0.0	0.0	2.7	4.7	6.7
訪問担当者1人あたり訪問件数(件)	**0.0**	**0.0**	**21.3**	**37.3**	**53.3**
訪問担当者1人あたり収益(千円)	0.0	0.0	185.6	324.8	464.0
(参考)人件費計(千円)	0	1,120	1,288	1,288	1,288
(参考)人件費比率	―	―	231.3%	132.2%	92.5%

※(参考)人件費比率は(役員報酬＋従業員給与＋従業員賞与＋法定福利費)／収益計×100(％)にて算出している。

開設4カ月目	開設5カ月目	開設6カ月目	開設7カ月目	開設8カ月目	開設9カ月目	開設10カ月目	
6月	7月	8月	9月	10月	11月	12月	計
26	32	38	44	50	50	50	332
6	6	6	6	6	0	0	5
8	8	8	8	8	8	8	8.0
208	256	304	352	400	400	400	2,656
8,700	8,700	8,700	8,700	8,700	8,700	8,700	8,700
1,629	2,004	2,380	2,756	3,132	3,132	3,132	20,796
181	223	264	306	348	348	348	2,311
1,810	2,227	2,645	3,062	3,480	3,480	3,480	23,107

金額：千円

6月	7月	8月	9月	10月	11月	12月	計
3,443	2,536	1,972	1,466	1,248	1,088	1,291	3,000
877	1,253	1,629	2,004	2,380	2,756	3,132	14,532
97	139	181	223	264	306	348	1,615
20	20	20	20	20	20	20	160
994	**1,412**	**1,830**	**2,247**	**2,665**	**3,082**	**3,500**	**16,307**
400	400	400	400	400	400	400	4,400
720	720	1,080	1,080	1,440	1,440	1,440	10,800
0	0	0	0	0		1,080	1,080
168	168	168	222	222	276	276	2,004
5	5	5	5	5	5	5	55
130	140	140	150	150	150	150	1,660
30	30	30	30	30	30	30	360
30	40	40	50	50	50	50	460
30	40	40	50	50	50	50	460
15	20	20	25	25	25	25	230
120	160	160	200	200	200	200	1,840
120	120	120	120	120	120	120	1,440
10	10	10	10	10	10	10	120
10	10	10	10	10	10	10	210
50	50	50	50	50	50	50	600
13	13	13	13	13	13	13	156
50	50	50	50	50	50	50	600
1,901	**1,976**	**2,336**	**2,465**	**2,825**	**2,879**	**3,959**	**26,475**
−907	−564	−506	−218	−160	203	−459	−10,168
−91.2%	−39.9%	−27.7%	−9.7%	−6.0%	6.6%	−13.1%	−62.3%
							10,000
0	0	0	0	0	0	0	0
0	0	0	0	0	0	0	10,000
0	0	0	0	0	0	0	−2,000
0	0	0	0	0	0	0	−2,000
−907	−564	−506	−218	−160	203	−459	−2,168
2,536	**1,972**	**1,466**	**1,248**	**1,088**	**1,291**	**832**	**832**

6月	7月	8月	9月	10月	11月	12月	計
1	1	1	1	1	1	1	12
2	2	2	3	3	3	3	28
0	1	1	1	1	1	1	6
360	360	360	360	360	360	360	360
3	4	4	5	5	5	5	46
8.7	8.0	9.5	8.8	10.0	10.0	10.0	7.2
69.3	**64.0**	**76.0**	**70.4**	**80.0**	**80.0**	**80.0**	**57.7**
603.2	556.8	661.2	612.5	696.0	696.0	696.0	502.3
1,288	1,288	1,648	1,702	2,062	2,116	3,196	18,284
71.2%	57.8%	62.3%	55.6%	59.3%	60.8%	91.8%	79.1%

★創業計画書については、本書『訪問看護ステーションの経営管理』p.119-127内で詳しく説明していますので、ぜひ参考にしてください。

	開設11カ月目	開設12カ月目	開設13カ月目	開設14カ月目	開設15カ月目
収益予測	1月	2月	3月	4月	5月
(1)利用者数(人)	50	50	50	50	50
(参考)純増利用者数(当月-前月)(人)	0	0	0	0	0
(2)利用者1人あたり訪問件数(件)	8	8	8	8	8
(3)延訪問件数[(1)＊(2)](件)	400	400	400	400	400
(4)利用者単価(円)	8,700	8,700	8,700	8,700	8,700
(5)保険請求額(9割)(3)＊(4)＊0.9(千円)	3,132	3,132	3,132	3,132	3,132
(6)利用者負担額(1割)(3)＊(4)＊0.1(千円)	348	348	348	348	348
(7)収益計[(5)＋(6)](千円)	3,480	3,480	3,480	3,480	3,480

		開設11カ月目	開設12カ月目	開設13カ月目	開設14カ月目	開設15カ月目
	前月繰越額(A)	832	1,208	1,706	2,198	2,690
経常収入	保険請求入金	3,132	3,132	3,132	3,132	3,132
	利用者負担額	348	348	348	348	348
	その他入金	20	20	20	20	20
	経常収入合計（B）	3,500	3,500	3,500	3,500	3,500
経常支出	役員報酬	400	400	400	400	400
	従業員給料	1,440	1,480	1,480	1,480	1,480
	従業員賞与					
	法定福利費	438	276	282	282	282
	福利厚生費	5	5	5	5	5
	地代家賃	150	150	150	150	150
	水道光熱費	30	30	30	30	30
	通信費	50	50	50	50	50
	旅費交通費	50	50	50	50	50
	衛生費	25	25	25	25	25
	車両費	200	200	200	200	200
	支払手数料	120	120	120	120	120
	保険料	10	10	10	10	10
	広告宣伝費	10	10	10	10	10
	消耗品費	50	50	50	50	50
	支払利息	13	13	13	13	13
	その他経費	50	50	50	50	50
	経常支出合計（C）	3,041	2,919	2,925	2,925	2,925
	経常収支(D)＝(B−C)	459	581	575	575	575
売上高経常収支率（参考D/B）		13.1%	16.6%	16.4%	16.4%	16.4%
財務収支	借入金入金					
	借入金返済	−83	−83	−83	−83	−83
	財務収支合計（E）	−83	−83	−83	−83	−83
その他	敷金備品等	0	0	0	0	0
	その他収支合計（F）	0	0	0	0	0
	当月差引金額(G)＝(D+E+F)	376	498	492	492	492
翌月繰越金額(A+G)		1,208	1,706	2,198	2,690	3,182

職員データ	1月	2月	3月	4月	5月
役員(管理者)(人)	1	1	1	1	1
看護職員(常勤)(人)	3	3	3	3	3
リハビリ職員(常勤)(人)	1	1	1	1	1
職員平均給与　※役員除く(千円)	370	370	370	370	370
訪問担当者(人)	5	5	5	5	5
訪問担当者1人あたり利用者数(人)	10.0	10.0	10.0	10.0	10.0
訪問担当者1人あたり訪問件数(件)	**80.0**	**80.0**	**80.0**	**80.0**	**80.0**
訪問担当者1人あたり収益(千円)	696.0	696.0	696.0	696.0	696.0
(参考)人件費計	2,278	2,156	2,162	2,162	2,162
(参考)人件費比率	65.5%	62.0%	62.1%	62.1%	62.1%

※(参考)人件費比率は(役員報酬＋従業員給与＋従業員賞与＋法定福利費)／収益計×100(％)にて算出している。

開設16カ月目	開設17カ月目	開設18カ月目	開設19カ月目	開設20カ月目	開設21カ月目	開設22カ月目	
6月	7月	8月	9月	10月	11月	12月	計
50	50	50	50	50	50	50	600
0	0	0	0	0	0	0	0
8	8	8	8	8	8	8	8
400	400	400	400	400	400	400	4,800
8,700	8,700	8,700	8,700	8,700	8,700	8,700	8,700
3,132	3,132	3,132	3,132	3,132	3,132	3,132	37,584
348	348	348	348	348	348	348	4,176
3,480	3,480	3,480	3,480	3,480	3,480	3,480	41,760

金額：千円

3,182	2,194	2,464	2,956	3,448	3,940	4,432	832
3,132	3,132	3,132	3,132	3,132	3,132	3,132	37,584
348	348	348	348	348	348	348	4,176
20	20	20	20	20	20	20	240
3,500	3,500	3,500	3,500	3,500	3,500	3,500	42,000
400	400	400	400	400	400	400	4,800
1,480	1,480	1,480	1,480	1,480	1,480	1,480	17,720
1,480						1,480	2,960
282	504	282	282	282	282	282	3,756
5	5	5	5	5	5	5	60
150	150	150	150	150	150	150	1,800
30	30	30	30	30	30	30	360
50	50	50	50	50	50	50	600
50	50	50	50	50	50	50	600
25	25	25	25	25	25	25	300
200	200	200	200	200	200	200	2,400
120	120	120	120	120	120	120	1,440
10	10	10	10	10	10	10	120
10	10	10	10	10	10	10	120
50	50	50	50	50	50	50	600
13	13	13	13	13	13	13	156
50	50	50	50	50	50	50	600
4,405	3,147	2,925	2,925	2,925	2,925	4,405	38,392
−905	353	575	575	575	575	−905	3,608
−25.9%	10.1%	16.4%	16.4%	16.4%	16.4%	−25.9%	8.6%
−83	−83	−83	−83	−83	−83	−83	−996
−83	−83	−83	−83	−83	−83	−83	−996
0	0	0	0	0	0	0	0
0	0	0	0	0	0	0	0
−988	270	492	492	492	492	−988	2,612
2,194	2,464	2,956	3,448	3,940	4,432	3,444	3,444

6月	7月	8月	9月	10月	11月	12月	計
1	1	1	1	1	1	1	12
3	3	3	3	3	3	3	36
1	1	1	1	1	1	1	12
370	370	370	370	370	370	370	370
5	5	5	5	5	5	5	60
10.0	10.0	10.0	10.0	10.0	10.0	10.0	10.0
80.0	80.0	80.0	80.0	80.0	80.0	80.0	80.0
696.0	696.0	696.0	696.0	696.0	696.0	696.0	696.0
3,642	2,384	2,162	2,162	2,162	2,162	3,642	29,236
104.7%	68.5%	62.1%	62.1%	62.1%	62.1%	104.7%	70.0%

★創業計画書については、本書『訪問看護ステーションの経営管理』p.119-127内で詳しく説明していますので、ぜひ参考にしてください。

資料2｜創業計画書の各項目の計算根拠

		計算根拠
収益予測		
(1)利用者数(人)		各月の利用者数
（参考）純増利用者数(当月-前月)(人)		新規契約者数等(増加要因)及び死亡等に伴う契約解除数(減少要因)を考慮
(2)利用者1人あたり訪問件数(件)		利用者1人あたりの平均訪問件数
(3)延訪問件数(1)＊(2)(件)		利用者数×1人あたり訪問件数
(4)利用者単価(円)		医療保険9,000円、介護保険単価8,500円、訪問割合4：6＝8,700円
(5)保険請求額(9割)(3)＊(4)＊0.9(千円)		上記訪問単価のうち、9割を保険請求分とする
(6)利用者負担額(1割)(3)＊(4)＊0.1(千円)		上記訪問単価のうち、1割を利用者負担分とする
(7)収益計[(5＋6)](千円)		保険請求額＋利用者負担額

前月繰越額(A)		自己資金3,000千円を計上
経常収入	保険請求入金	上記保険請求額は2カ月後に入金
	利用者負担金入金	上記利用者負担額は2カ月後に入金
	その他入金	エンゼルケア等の自費の入金(当月入金)
	経常収入合計(B)	上記合計額
経常支出	役員報酬	代表者報酬(代表取締役兼管理者)
	従業員給料	職員数×職員平均給与にて算定(支給は月末締翌月払い)、開設11カ月目より昇給を見込む
	従業員賞与	6月、12月に基本給×1カ月分を支給(入職6月以上が要件、初年度12月より支給開始)
	法定福利費	給与賞与の15％を法人負担の法定福利費として計上
	福利厚生費	健康診断、慶弔金、歓迎会等の平均額
	地代家賃	事務所家賃100千円、駐車場代(訪問人員数×10千円で計上)
	水道光熱費	電気・ガス・水道代
	通信費	携帯電話、タブレット使用料等(訪問人員数×10千円で計上)
	旅費交通費	職員通勤費、訪問先の駐車場代等(訪問人員数×10千円で計上)
	衛生費	ユニフォーム代、洗濯代等(訪問人員数×5千円で計上)
	車両費	車両リース、ガソリン代等(訪問人員数×40千円で計上)
	支払手数料	請求ソフト、税理士・社労士等への支払額
	保険料	賠償責任保険料等
	広告宣伝費	HP作成費(初月のみ)、パンフレット代等
	消耗品費	消耗品(医療用消耗品含む)の購入費用
	支払利息	下記「借入金返済」参照
	その他経費	雑費等として上記以外の支出を計上
	経常支出合計(C)	上記合計額
経常収支(D)＝(B－C)		経常収入－経常支出額
財務収支	借入金入金	開設前々月に借り入れたものとする
	借入金返済	元金均等返済、据置期間1年、返済期間11年、金利1.6％にて計算
	財務収支合計(E)	上記収支合計
その他	敷金備品等	敷金、備品等の事業所開設初期費用として計上
	その他収支合計(F)	上記収支合計
当月差引金額(G)＝(D＋E＋F)		単月での差引金額合計
翌月繰越金額(A＋G)※		**翌月への繰り越し金額【重要】** **この項目が一度でもマイナスだと資金ショート(倒産)**

※資金ショートするとわかっている事業に融資はされないので、ここは必ずプラスを維持する必要がある。

〈出典〉渡邊尚之：資金を調達する③事業計画書(創業計画書)の作成. 全国訪問看護事業協会編　ここから始める 訪問看護ステーションの開設・運営ガイドブック, メディカ出版, p.73, 2021.(一部改変)

★創業計画書については、本書『訪問看護ステーションの経営管理』p.119-127内で詳しく説明していますので、ぜひ参考にしてください。

能性が判断できるかと思います。仮に訪問担当者1人あたりの訪問件数が200件になっている創業計画書があれば、やはり現実的ではありませんし、逆にいつまでも50件程度であれば黒字化は難しいでしょう。サンプルでは訪問担当者1人あたりの訪問件数80件を上限として計画しており、そのためにリハビリ職（5カ月目に採用）や看護師（7カ月目に採用）のスタッフ増員を計画に盛り込んでいます。

❿この創業計画書で伝えたいこと

サンプルの創業計画書で伝えたいこと（説明内容）の要点は下記のとおりです（「3. 訪問看護ステーションにおける創業計画書の主なポイント」の回答例でもあります）。

①開業時の必要資金は3,000千円であり、融資額は10,000千円（p.121の「財務収支」参照）を希望。

②売上高は開設8カ月目まで増加して以降、一定を見込む（まずは安定的な黒字化までを明示）。

③売上高は単価8,700円×利用者数（下記④参照）×平均訪問件数8件で計画。

④利用者数は8人からスタートし、50人を目標に毎月6人純増を見込む。

⑤人件費は訪問看護師の平均的な給与、家賃は地域相場から算出。

⑥その他一般的に係る支出については近隣の事業所にヒアリングを行い算出（収支の詳細については、各項目の計算根拠を資料2に記載）。

⑦翌月繰越残高は開業10カ月目（12月）が832千円と、もっとも厳しい状況になる。ただし賞与の影響による一時的なものであることと、その1月前（11月）からは黒字化（当月差引金額＋203千円）が見込まれており、開設11月目以降は賞与月を除き安定的な黒字化が見込まれる。

結論としては、やや口語的になってしまいますが、「自己資金300万円を用意しました！ ただ、創業計画書のとおり、あと1,000万円必要です。2年目以降は経営も軌道に乗って安定的に黒字を確保できるので問題なく返済できます！ そのため1,000万円の融資をお願いします。できれば返済開始は1年後からでお願いします」といった計画書（創業者の主張）になっています。

ちなみに、この創業計画書はエクセルで簡単に作成可能ですので、ぜひご自身でも作成してみてください。そうすれば、「融資はいくらまで可能なのか」という視点ではなく、希望融資額を創業計画書に基づきプレゼンできる経営者になれると思います。

資料ダウンロードのご案内

本書で紹介した「創業計画書」と、ご自身で入力可能な「創業計画書のシート」がダウンロードできます（無料）。以下のURLからアクセスの上、ユーザID、パスワードをご入力ください。
※資料は、個人または自事業所内でのみ利用可能です。

>>> **https://jnapcdc.com/sp/stkeiei**
ユーザID：ccbooks11 ／ パスワード：management2024

▪ 「**創業計画書**」（p.122-125 資料1-①・②）、「**創業計画書の各項目の計算根拠**」（p.126 資料2）
▪ 「**創業計画書のシート**」（Excel形式で入力可能です）

3 事業所規模に応じた運営面の留意点

本章の冒頭でも述べたとおり、2023 年 4 月 1 日現在、全国で 15,697 カ所の訪問看護ステーションが稼働しています[1]。2013 年には 6,801 カ所[2]であったことを踏まえると、この 10 年間で約 2.3 倍にまで増加しています。

また、これも前述しておりますが、訪問看護ステーションの 1 年間（2022 年度中）の新規開業数は 1,968 件で、2,000 件に迫る勢いです。一方で、廃止（568件）と休止（225 件）を差し引くと、前年比の純増は 1,175 件に留まっています。1,968 件の新規参入がある一方で、793 件が廃止または休止しているという現状です。

公益社団法人日本看護協会では、訪問看護ステーションの運営を安定化させる戦略の 1 つとして、大規模化を推進しています[3]。実際、訪問回数別の収支差率を見ても、規模の大きい（常勤換算職員数の多い）事業所ほど収支差率[*1] が大きく、経営が安定する傾向にあることがうかがえます[4]。

もっとも、大規模化が実現できたとしても、経営課題がなくなるわけではありません。スタッフや利用者が増えた分だけ対処すべき課題は増加し、複雑化する傾向にあります。また、規模拡大をめざしたとしても、スタッフの採用が思うように進まないこともあります。さらに、求人にかける予算や教育・育成にかけられるリソースを考えると、一度に採用できる人数には限りがあるといえます。

そこで本稿では、訪問看護ステーションの規模＝常勤看護師数に着目し、小規模事業所と大規模事業所におけるそれぞれの経営上のメリットや課題、およびその対処方法等について考えます。また、訪問看護ステーションの大規模化が困難な理由にも触れながら、規模別の経営戦略を解説します。

*1
収入から必要経費の支出を差し引いた額を収入で割って算出したもの

小規模ステーションにおける安定経営のポイント

看護職員数（常勤換算）が 5 人未満の小規模訪問看護ステーションは、現在、訪問看護ステーション全体の 57.5 ％を占めています[5]（図 1）。イメージとしては、管理者を含めた常勤看護師が 2 〜 3 人、非常勤看護師が 3 〜 4 人、さらにリハビリスタッフが 2 〜 3 人程度で、全体で 8 人前後の事業所です。以下、積極的な規模拡大（人員増加）をしない方針を前提として、小規模ステーションの安定経営のポイントを述べます。

規模	事業所数	比率
20人以上	102	0.8%
15〜20人未満	224	1.8%
10〜15人未満	765	6.2%
7〜10人未満	1,581	12.9%
5〜7人未満	2,543	20.7%
4〜5人未満	2,102	17.1%
3〜4人未満	2,862	23.3%
2.5〜3人未満	2,095	17.1%
合計	12,274	100.0%

大規模 8.8%

中規模 33.6%

小規模 57.5%

中小規模 91.1%

図1｜訪問看護ステーションの規模（常勤換算看護職員数）別事業所数と比率（2020年抜粋）
〈出典〉厚生労働省：社会保障審議会介護給付費分科会（第220回）資料3 訪問看護　令和5年7月24日, p.33 より抜粋, 一部加筆.

1. 小規模ステーションのメリット

❶長期的かつ安定的な人間関係

　小規模ステーションのメリットは、長期的かつ安定的な人間関係（スタッフ・利用者・関係機関）の構築がはかれる点にあります。

　スタッフについては1人ひとりの技術、訪問状況、精神状態などを詳細に把握でき、コミュニケーションが充実します。組織としての一体感も醸成しやすく、スタッフの精神的安定をはかりやすい職場といえます。

　利用者についても、管理者が全員の状況を把握することが可能です。また、利用者への訪問は毎回決まったスタッフが行うケースが多く、利用者としては安定的なサービスが期待でき、安心につながります。

　紹介元の医療機関や居宅介護支援事業所等、関係機関の数も限られており、付き合いが長くなって信頼関係を構築しやすいというメリットがあります。これらの関係者から「小規模事業所では担当者が決まっている（限られている）から安心して任せられる」という声を聞くこともあります。

　訪問看護は人対人のサービスであるため、ケアの内容は十人十色です。この点、担当者が決まっている小規模ステーションは、利用者・関係者からすると大きな安心感があり、非常に頼りになる存在であるといえます。

❷追加投資が少ない効率的な訪問業務

　規模拡大をせず、現状維持を想定している小規模ステーションでは、追加投資が発生しないというメリットがあります。具体的には人材採用時の人材紹介会社への手数料や新たな車両の購入・駐車場契約、新規利用者開拓のための営業活動などがかかりません。そのため、大規模ステーションに比べて利益率（額）が低くても、追加投資が少ない分、安定的な利益確保をはかることが可能となります。

2. 小規模ステーションの経営課題

❶1人ひとりの負担が大きくなりがちで提供できるサービスに限界がある

　小規模ステーションの訪問業務は実質的に担当制になるため、スタッフが研修時間や有給休暇をとりにくくなる、他のスタッフが訪問したときに拒否反応

を示される、介入状況がブラックボックス化するなどのリスクがあります。

　オンコールに対応できる職員が限られていることも多く、管理者が毎日オンコールを担当しているという事業所も少なくありません。また、レセプト業務や給与計算・経理などの事務作業を管理者が担っており、管理業務に集中できないというケースもあります。

　また、小児や精神疾患など、経験者がいないために依頼を断らざるを得ないというケースも発生してしまいます。そのため、「地域に必要な訪問看護サービスを提供する」という視点においては、限定的なサービス提供体制となりかねない点が課題といえます。

❷環境変化に脆弱

　例えばスタッフが1人でも退職・休職・病欠等で欠けてしまうと、そのスタッフが担当していた利用者をフォローしきれなくなります。別のステーションに変更してもらうことになれば、事業所の収益が大きく低下するばかりか、利用者や関係機関にも多大な負担をかけることになります。

　また、管理者が体調不良等により業務継続が困難となった際には、オンコールや新規契約対応等の業務を代替できるスタッフがおらず、事業所が存続の危機に陥ることも想定されます。

3. 小規模ステーションの経営課題に対する対応

❶人材育成と業務の効率化

　スタッフ1人ひとりの能力を向上させるため、教育は欠かせません。学習時間の確保には、例えばオンライン研修の活用が考えられます。また、管理業務を充実させるため、事務作業についてはパートタイム等の事務職員を採用し、タスクシフトをはかると効果的です。

❷事業所間の連携

　万が一の場合でも、利用者に不利益が生じないように備える対策が重要です。近隣の事業所と連携をとって情報交換をしながら、協力関係を築くことがとり得る対応の1つといえます。

大規模化を実現するための経営課題と対応方法

　大規模化を実現しているほとんどの訪問看護ステーションは、筆者が知る限り常勤換算2.5〜4人程度からスタートしています。どのようにして大規模化を実現したのか、大規模化を実現するにあたって直面するさまざまな経営課題への対応方法を解説します。

1. 人材採用と資金繰り

　大規模化を実現するために重要な要素は人材で、多くのスタッフを採用する必要があります。

　最もスピーディーな採用方法として人材紹介会社の活用が考えられますが、

*2
紹介手数料が経営に与える影響についてはp.93参照

100万円前後の紹介手数料[*2]が一般的です。また、スタッフへの給与支払いと診療報酬・介護報酬の入金にタイムラグがあることも考慮して、採用と資金繰りを行わなくてはなりません。

2. 人材教育と利用者確保

仮に採用を急増させたとしても、事業所の教育体制が充実していなければ、採用者を十分に生かすことができません。また、新規利用者を確保できなければ、十分な活躍の場を提供することもできません。

ある中規模（開設4年目、常勤換算7人）の訪問看護ステーションの経営者（管理者）に、採用についての見解を聞いたところ、「同行訪問による教育時間や利用者の増加状況等を加味すると、3～4カ月に1名程度が理想的」という回答でした。このペースで常勤換算10人を確保するには、退職者がゼロと仮定しても、2年以上かかることが推測されるでしょう。

3. 対応方法

*3
請求した介護・診療報酬に関する債権をファクタリング取り扱い企業に譲渡し、現金や預金を調達する方法

人材採用を行う際は、資金繰りおよび教育体制と利用者確保の見通しを踏まえた、無理のない採用計画を立てる必要があります。

状況に応じて金融機関へ追加融資の依頼や、保険請求額の早期資金化（ファクタリング）[*3]の活用が求められます。

大規模ステーションにおける安定経営のポイント

常勤換算10人以上の大規模ステーションは現在、全体の8.8％しかありません[5]（前掲の図1）。人員構成は、常勤・非常勤の看護師20人前後、リハビリスタッフ10人前後、事務職4人前後、総勢30～40人程度が多い印象です。

大規模ステーションでは多くの場合、設立当初の管理者は現場から離れ、マネジメント業務に注力しています。その理由として、大規模ステーションでは複数の事業所やサテライト、さらには訪問看護以外の事業（居宅介護支援、看護小規模多機能型居宅介護、定期巡回随時対応型訪問介護看護など）を展開していることが多く、統括的な立場で経営管理を行う必要があるためです。

1. 大規模ステーションのメリット

❶安定的な経営基盤による充実したサービス提供

大規模ステーションは前述の通り[4]、経営が安定しやすい傾向にあります。これは大規模化による加算（機能強化型訪問看護管理療養費1など）を取得できることに加え、スタッフ数が充実していることにより、さまざまな疾患や困難事例、至急の依頼などに幅広く応えることができるためです。紹介元の関係機関から「断らないステーション」として認知されれば、安定的な新規獲得を見込むことが可能です。

また、新しい分野・事業へ積極的に挑戦できることも大きなメリットといえ

ます。たとえ不採算であっても、資金・時間・人員に余裕があれば、地域に必要な事業を思い切って始めることも可能です。

❷**充実した職場環境**

　大規模ステーションではスタッフの産休や介護休暇時の引き継ぎがスムーズで、有給休暇も消化しやすい傾向にあります。また、オンコールに対応できるスタッフ数も増えるため、ほとんどの場合、オンコール担当は月に数回程度です。その他、研修体制を充実させるなど、スタッフにとって働きやすい環境を整備することが可能となります。

2. 大規模ステーションの経営課題と対応方法

❶**サービスの質の担保**

　担当する利用者がシフトによって変わる事業所では、すべてのスタッフが常に同等のケアを提供できるよう、スキルのばらつきをなくす努力が求められます。これがおろそかになるとサービスの質が担保されず、トラブルやクレームにつながり、事業所の価値や評価が毀損される結果となりかねません。

　定期的に同行訪問などを行い、業務フローを確認することが重要となります。

❷**組織としての意思統一の難しさ**

　組織が大きくなると、経営層（管理職）とスタッフの間に意識の隔たりができてしまうことも懸念の1つです。経営層とスタッフの距離が近過ぎても弊害はありますが、経営層があまりに話しかけにくかったり、事務所にいないことが常態化している場合は、スタッフの帰属意識が薄れ、モチベーションの低下や離職につながりかねません。

　理念や経営方針を正しく共有し、組織としての一体感を醸成することが欠かせません。決算報告会や忘年会など、経営層とスタッフが定期的に交流する場を設けることも効果的です。

バランスを考慮しつつ最善策を検討する

　訪問看護ステーションの規模別の経営戦略について、筆者の結論として、大規模ステーションは経営が安定しやすくメリットが大きいと考えます。とはいえ、すべてのステーションが大規模化を実現し、そのメリットを享受できるかと問われると、以下3つの点から否定的です。

　1点目は前述のとおり、短期間でのスタッフ増は経営上のリスクが高い点が挙げられます。人件費増による資金繰りの悪化や、教育体制の不備によるサービスの質の低下などが考えられるため、実現の難易度は高いです。

　2点目は、求職者が見込めず、拡大の余地がほとんどないという地域のケースです。このような地域では、小規模であることの強みを生かした戦略（紹介元との長期的な信頼関係に基づく安定的なサービス提供等）に重点を置きつつ、無理のない範囲で継続するといった戦略が考えられます。

　3点目、大規模ステーションの実現には、看護師としてのスキルだけではな

く、経営者として、スタッフ、利用者、病院や銀行等たくさんの関係者を巻き込みながら組織を成長させる、強力なリーダーシップが欠かせないということです。筆者は100名以上の訪問看護ステーション経営者を見てきましたが、大規模化を成し遂げられるような力を持った経営者（管理者）は10人に1人程度ではないかと感じており、これは前述の統計の数字ともほぼ一致します。精神論のような話になってしまいますが、大規模化の実現は決して簡単なものではなく、強力なリーダーシップに加え、日々のたゆまざる努力が必要不可欠であることは間違いありません。

　なお、大規模でなければ経営が立ちいかなくなるというわけではなく、小規模でも追加投資を抑えることで安定化をはかる道はあります。ただ、経営上のリスク（脆弱性）が高いため、可能な範囲で規模拡大を検討することを推奨します。中規模（看護師常勤換算7人前後）まで拡大できれば、十分に安定的な利益を確保することが可能です。

＊＊＊

　経営は判断と実行の連続ですが、選択には必ずリスクも伴います。理想と実現可能な現実のバランスを考慮しつつ、自ステーションにとっての最善策を検討していただければと思います。

引用文献
1 ）一般社団法人全国訪問看護事業協会：令和5年度 訪問看護ステーション数調査結果.
　　https://www.zenhokan.or.jp/wpcontent/uploads/r5-research.pdf ［2023.12.13確認］
2 ）一般社団法人全国訪問看護事業協会：訪問看護ステーション数（平成25年）調査.
　　http://zenhokan.sakura.ne.jp/wp-content/uploads/h25-research.pdf ［2023.12.13確認］
3 ）日本看護協会：訪問看護の規模拡大・人材確保に関する動画「あなたにもできる！！　～訪問看護事業所の規模拡大とメリット～」.
　　https://www.nurse.or.jp/nursing/zaitaku/houmonkango/index.html ［2023.12.13確認］
4 ）厚生労働省：令和2年度介護事業経営実態調査結果, p.77.
　　https://www.mhlw.go.jp/toukei/saikin/hw/kaigo/jittai20/dl/r02_kekka.pdf ［2023.12.13確認］
5 ）厚生労働省：社会保障審議会介護給付費分科会（第220回）資料3訪問看護 令和5年7月24日, p.33.
　　https://www.mhlw.go.jp/content/12300000/001123919.pdf ［2023.12.13確認］

4 居宅介護支援事業所の併設

訪問看護ステーションの経営者の中には、自ステーションになんらかの関連事業所の併設を検討したことのある人もいるでしょう。例えば居宅介護支援事業所や訪問介護事業所、看護小規模多機能型居宅介護事業所などです。

訪問看護ステーションが居宅介護支援事業所を併設した場合のメリットやデメリット、採算性などについて考えます。同事業所の開設を検討しているステーションはもちろん、すでに併設しているステーションにも、採算性などを再検討する機会となれば幸いです。

単体事業としては多くが不採算

現在、居宅介護支援事業所を併設している訪問看護ステーションは多くあります。そもそも居宅介護支援事業所が単体で設置されているケースは全体の1割程度といわれており、ほとんどは併設事業として行われているのが実情です。

公平・中立が原則である居宅介護支援事業の大半が併設事業として営まれていることに違和感を抱く人もいるかもしれませんが、単独で運営する法人が少ない最大の理由は、採算がとれないからです。居宅介護支援事業所の人員基準は常勤専従のケアマネジャー1人で、訪問看護ステーションのように常勤専従の管理者1人、常勤換算2.5人の人員配置といった厳しい要件はありません。開設の難易度は低いにもかかわらず、多くが併設型であることからも、居宅介護支援事業所の採算性の厳しさが推測されます。

「令和元年度介護事業経営概況調査結果の概要」[1]によると、2018年度決算の収支差率[*1]は、22種類の介護サービスのうち居宅介護支援のみがマイナス（−0.1％）でした（表1）。なお、訪問看護は＋4.2％です。

*1
一般企業における利益率。収支差率は「（介護サービスの収益額−介護サービスの費用額）÷介護サービスの収益額」で算出します。

さらに、同調査結果の収入に対する給与費の割合に着目すると、居宅介護支援事業所の経営の困難さがいっそう浮き彫りになります。ほかの介護サービス事業ではおおむね60〜70％台である一方で、居宅介護支援のみが83.4％と80％を超えています。つまり、22の介護サービス事業の中で収支差が唯一マイナスであった主な要因は、収入に対する給与費の割合が高いことだと考えられます。しかし、多くの読者がご存じのとおり、居宅介護支援事業所の主たる職種であるケアマネジャーの給与は決して高額ではありません。看護師よりも低いことが大半でしょう。この点からも、居宅介護支援事業の収益性の低さがうかがえます。

表1 | 各介護サービスにおける収支差率

サービスの種類	令和元年度概況調査			サービスの種類	令和元年度概況調査		
	29年度決算	30年度決算	対29年度増減		29年度決算	30年度決算	対29年度増減
施設サービス （ ）内は税引後収支差率				福祉用具貸与	4.7% (4.0%)	4.2% (3.4%)	△0.5% (△0.6%)
介護老人福祉施設	1.7% (1.7%)	1.8% (1.8%)	＋0.1% (＋0.1%)	居宅介護支援	△0.2% (△0.4%)	△0.1% (△0.4%)	＋0.1% (0.0%)
介護老人保健施設	3.9% (3.7%)	3.6% (3.4%)	△0.3% (△0.3%)	地域密着型サービス （ ）内は税引後収支差率			
介護療養型医療施設	5.0% (4.0%)	4.0% (3.2%)	△1.0% (△0.8%)	定期巡回・随時対応型訪問介護看護	6.3% (6.0%)	8.7% (8.5%)	＋2.4% (＋2.5%)
居宅サービス （ ）内は税引後収支差率				夜間対応型訪問介護	※4.2% (※4.2%)	※5.4% (※5.3%)	＋1.2% (＋1.1%)
訪問介護	6.0% (5.6%)	4.5% (4.1%)	△1.5% (△1.5%)	地域密着型通所介護	4.4% (4.0%)	2.6% (2.3%)	△1.8% (△1.7%)
訪問入浴介護	3.5% (2.0%)	2.6% (1.2%)	△0.9% (△0.8%)	認知症対応型通所介護	6.0% (5.8%)	7.4% (7.2%)	＋1.4% (＋1.4%)
訪問看護	4.6% (4.3%)	4.2% (4.0%)	△0.4% (△0.3%)	小規模多機能型居宅介護	3.4% (3.0%)	2.8% (2.5%)	△0.6% (△0.5%)
訪問リハビリテーション	4.6% (4.0%)	3.2% (2.6%)	△1.4% (△1.4%)	認知症対応型共同生活介護	5.1% (4.9%)	4.7% (4.4%)	△0.4% (△0.5%)
通所介護	5.5% (4.9%)	3.3% (2.8%)	△2.2% (△2.1%)	地域密着型特定施設入居者生活介護	1.9% (1.6%)	1.5% (1.2%)	△0.4% (△0.4%)
通所リハビリテーション	5.7% (5.1%)	3.1% (2.6%)	△2.6% (△2.5%)	地域密着型介護老人福祉施設	0.5% (0.5%)	2.0% (2.0%)	＋1.5% (＋1.5%)
短期入所生活介護	4.9% (4.8%)	3.4% (3.3%)	△1.5% (△1.5%)	看護小規模多機能型居宅介護	4.6% (4.2%)	5.9% (5.6%)	＋1.3% (＋1.4%)
特定施設入居者生活介護	1.9% (0.7%)	2.6% (1.3%)	＋0.7% (＋0.6%)	全サービス平均 （ ）内は税引後収支差率	3.9% (3.5%)	3.1% (2.8%)	△0.8% (△0.7%)

収支差率＝（介護サービスの収益額－介護サービスの費用額）／介護サービスの収益額
・介護サービスの収益額は、介護事業収益と借入金利息補助金収入の合計額
　※ 介護事業収益は、介護報酬による収入（利用者負担分含む）、保険外利用料収入、補助金収入（運営費に係るものに限る）の合計額
・介護サービスの費用額は、介護事業費用、借入金利息及び本部費繰入（本部経費）の合計額
注1：収支差率に「※」のあるサービスについては、集計施設・事業所数が少なく、集計結果に個々のデータが大きく影響していると考えられるため、参考数値として公表している。
注2：全サービス平均の収支差率については、総費用額に対するサービス毎の費用額の構成比に基づいて算出した加重平均値である。

〈出典〉厚生労働省：令和元年度介護事業経営概況調査結果の概要.

その後、令和4年度介護事業経営概況調査結果、令和5年度介護事業経営実態調査調査結果によると、収支差率は改善しているようですが、依然として採算が厳しいという筆者の実感は変わりません。やはり小規模事業所が多いため、人件費率が高くなる傾向にあるからです。

それでも併設する理由

このように、居宅介護支援事業が不採算となりやすいにもかかわらず、同事業所を併設する訪問看護ステーションが珍しくないのはなぜでしょうか。それにはいくつかの理由が考えられます。

1つ目は、機能強化型訪問看護管理療養費（1・2）の算定要件に「居宅介護支援事業所、特定相談支援事業所又は障害児相談支援事業所を同一敷地内に設置」と定められていることです。この算定を目的に居宅介護支援事業所等を設置するケースが考えられます。これは将来的な算定を検討している訪問看護ステー

ションにとっても設置の動機づけとなります。

　２つ目は、訪問看護事業の充実という事業上の利点を享受するためです。訪問看護ステーションが居宅介護支援事業所を併設する最大のメリットは、ケアマネジャーとの連携が詳細かつタイムリーにできる点にあります。もちろん併設でなくとも充実した連携体制の構築は可能ですが、利用者を担当するケアマネジャーが同一敷地内・事業所内にいて、いつでも相談できるのは、大きなアドバンテージでしょう。ターミナル期など、医療依存度の高い利用者にサービスを提供する場合には、この傾向は特に顕著だといえます。

　なお、居宅介護支援事業所の併設により自ステーションの利用者数が増加することも、ある程度は見込めますが、契約の主体は利用者であり、また、いわゆる“利用者の囲い込み”は倫理的な問題があることなどを考えれば、それをメリットとして第一義的に考えるべきではないでしょう。このような運営方針では、仮に収支で赤字が続いた場合、居宅介護支援事業所を閉鎖するという選択肢にもなりかねません。たとえ営利企業であっても、介護事業は利用者の生活や生命に大きくかかわるものであり、儲かるから始める・儲からないから辞めると短絡的に経営の意思決定をすべきではないと筆者は考えます。

　介護事業は、あくまで利用者にとって、また自ステーションにとって必要であるかを考え、その上で採算性を検討して意思決定すべきです。経営において撤退の決定は自由ですが、介護事業は地域での活動が主であることを考慮すると、新たな事業展開はある程度の慎重さと覚悟を持って臨むことが、主力事業（本稿の場合は訪問看護事業）にとってもプラスとなるでしょう。

居宅介護支援事業所の収支シミュレーション

1. シミュレーションの前提条件

　参考に、訪問看護ステーションに併設された居宅介護支援事業所の簡易的な収支シミュレーションを行います。

　ケアマネジャー１人かつ取り扱い件数35件の居宅介護支援事業所を想定し、収入部分の単価は令和６年度介護報酬改定による居宅介護支援費Ⅰ（要介護1・2）1,086単位をベースに、１万1,000円として計算します。実際には介護予防支援費442または472単位や居宅介護支援費Ⅰ（要介護３〜５）1,411単位、さらには認定調査委託料の報酬を検討する必要がありますが、概算としては１件当たりの単価は１万〜１万1,000円前後の事業所が多い印象です。居宅介護支援費Ⅰは、取り扱い件数が45件未満の場合に適用され、45件を超える場合は減算されます[※2]。

　経費としては、自動車が必要な地域であれば新たな自動車の購入費用や駐車場代を見込む必要があります。また、訪問看護ステーションと同一の事業所を利用する場合、本来は、追加的な費用は発生しないとしても地代家賃や水道光熱費などの一部を負担しますが、本稿ではこれらは発生しないものとして試算します（部門別に精緻な収支を算出する上では適切ではありません）。

※2
実際には30〜35件程度が一般的かと考えられますが、新規立ち上げ時のシミュレーションの場合は当初数カ月間の担当件数をより少なく見積もるとよいでしょう。

以上を整理すると、前提条件は次のとおりです。

【前提条件】

・職員はケアマネジャー1人のみ
・ケアマネジャーの月額給与26万円、賞与2回（夏・冬1カ月ずつ）、合計年収364万円
・法人負担の社会保険料は13％
・その他経費は、月額で旅費交通費2万円、通信費1万円、消耗品費等1万円、計4万円が発生
・地代家賃や水道光熱費などは、訪問看護ステーションと同一敷地内での併設のため負担しない
・居宅介護支援報酬は単価1万1,000円、利用者数35人にて算出（予防給付はなし）
・認定調査委託料は考慮しない

2. 1人ケアマネでの黒字化は難しい

結果は表2のとおりです。ケアマネジャー1人の居宅介護支援事業所を開設した場合、月額売上高38万5,000円、年間売上高462万円に対して、人件費比率89％、差引利益率0.6％という結果となりました。つまり、この人件費

表2｜居宅介護支援事業所の収支シミュレーション例

〈居宅介護支援事業収益〉	【月額】	【年額】
単価	11,000	11,000
件数	35	420
売上合計	385,000	4,620,000

〈人件費〉		
給与	260,000	3,120,000
賞与（月按分）	43,333	520,000
給与賞与計	303,333	3,640,000
社会保険料	39,433	473,200
人件費計	342,767	4,113,200

〈経費〉		
旅費交通費	20,000	240,000
通信費	10,000	120,000
消耗品費等	10,000	120,000
経費計	40,000	480,000

人件費＋経費	382,767	4,593,200

差引利益	2,233	26,800

売上高人件費比率	89.0%	89.0%
売上高差引利益率	0.6%	0.6%

※小数点以下の端数処理により、最終数値が一致しない箇所があります

や経費などの設定が、売上高に対してギリギリ利益の出る水準ということです。現実的には、ケアマネジャーの年収364万円や月額経費4万円はかなり難しいかもしれません。また、年間を通じて安定的に月35件の利用者を確保することも容易ではないでしょう。つまり、このシミュレーションはかなり"甘め"だといえます。

法人として重視する点を踏まえ、総合的な判断を

本シミュレーションで明らかにしたかったのは、居宅介護支援事業所経営がいかに厳しいかということです。

しかし、だから居宅介護支援事業所を併設すべきでないかといえば、決してそんなことはありません。理由は、前述のように現行の報酬体系は訪問看護ステーションの大規模化を推進するために機能強化型訪問看護ステーションに手厚い評価をしているためです。この傾向は今後も継続されるでしょう。それを考慮すれば、居宅介護支援事業所の設置が機能強化型訪問看護管理療養費の算定要件の一部となっていることを差し引いても、メリットは大きいといえます。

さらに、末期がん患者が退院して自宅療養となるケースなどにおいては、訪問看護ステーションに併設された居宅介護支援事業所であればよりスピーディーな連携・対応が可能となり、患者・利用者や家族にとって大きなメリットとなります。こうした効果測定の難しい貢献も含めて、自法人における居宅介護支援事業所併設の意義を判断することが重要です。

なお、本稿では説明を割愛しましたが、訪問看護ステーションに併設した居宅介護支援事業所を黒字化させる際の効果的な対応として、特定事業所加算の算定[*3]が挙げられます。

いずれにしても、法人経営において、法人全体の利益や事業ごとの黒字化の追求などの部分を重視するかを意識して戦略を検討することが重要です。

*3
半面、同加算の算定には常勤専従のケアマネジャー3人以上の配置など、ハードルの高い要件があります。

引用文献
1）厚生労働省：令和元年度介護事業経営概況調査結果の概要.
　　https://www.mhlw.go.jp/toukei/list/dl/153-1/r01_chousa_kekka.pdf［2023.12.12 確認］

5 訪問看護ステーションの経営を安定させるためのポイント

1章の最後に、法人の経営を安定させる効果的な取り組みや考え方について、6点を紹介します。よいと思ったものは、ぜひ取り入れてみてください。

"経営" 理念を共有する

経営理念とは、端的にいえば「訪問看護事業を通じて何をしたいか」という "思い" です。言い換えれば、法人の存在意義ともいえます。なぜ訪問看護ステーションを立ち上げたのか、自分は訪問看護事業を通じて何を実現したいのかという思いを経営理念として掲げましょう。さらに、経営理念をスタッフと共有したり地域に発信したりすることで、自ステーションの存在意義を周知します。

経営理念のない法人は、明確な目的・目標がなく事業を行っているといっても過言ではありません。それは、いわゆる "行き当たりばったり経営" です。

逆に理念が明確な法人には、経営者にリーダーシップがあり、スタッフ間のチームワークもよい印象があります。これは、法人の理念に照らしてリーダーの役割・目標が明らかになるからではないかと考えます。また、経営理念をスタッフと共有することで経営の方向性・価値観が明確になり、法人の軸ができます。軸が固定されれば、あとは自法人が正しいと思うこと・事業を通じて実現したいことにまい進できます。

経営理念がなかったり形式的だったりする法人は、今一度、事業を通じて何をしたいのかという "思い" を振り返る機会を持ちましょう。

経営に関する数字をタイムリーに把握・検討する

筆者は、「経営がわかる」とは（事業を）数字で語れることだと思っています。経営状況を判断するには、売上高や利益額、訪問件数、契約利用者数等さまざまな要素が必要ですが、これらはすべて数字で表現されます。

そのため、どのような数字が経営上、重要であるかを理解し、それらをタイムリーに把握し検討することが求められます。

訪問看護ステーションの中には正確な売上高等の経営データを、年に数回程度しか把握しないところがありますが、これでは経営状況の良否は判断できません。経営状況を判断できなければ、課題を把握して改善策を講じるといった経営戦略を検討することすらできません。数字を把握していないということは、

暗闇の中を走っているようなものです。理念のない法人と同様に、行き当たりばったり経営と言わざるを得ないでしょう。

　経営者ならば、毎月の①売上高、②人件費（率）、③利益額（率）、④現預金残高（増減）、⑤借入金残高（増減）の５つの要素を必ず把握すべきです。これらについて疑問点・不明点があれば、経理担当者や顧問税理士に説明を求めるなど積極的に質問することをおすすめします。もちろん最初は、専門的な内容を理解できないことも少なくないでしょう。しかし、何度も質問することで次第に数字に強くなっていきます。よくわからないといった理由で数字を避けることは望ましくありません。

　経営者が法人の経営データをタイムリーに把握しないことは、個人にたとえるならば自分の健康診断結果を見ずに放置しているようなものです。特に前述の５つの要素は、法人のバイタルサインといっても過言ではありません。毎月、状況を必ずチェックしましょう。

　数字をタイムリーに把握できる体制にあるステーションは、毎月15日ごろに前月の経営データがそろうため、20日前後にそれらを検討しています。

　いずれにしても、前月の経営データを１カ月以内に分析できる法人は、経営課題の把握・対応をスピーディーに行えます[1]。

＊1
例えば、あるステーションでは、新型コロナウイルス感染症による経営への影響を適時に判断し、融資依頼などの必要な措置も迅速に実施していました。

訪問件数や売上目標を設定・管理する

　毎月の訪問件数や売上目標を設定することが重要です。「とにかくできるだけ訪問をする」といったあいまいな目標や、「今月は訪問が多かった」といった単なる結果論で一喜一憂していては、経営が安定しません。

　訪問看護ステーションの売上高は、一般的に「訪問単価×訪問件数」です。このうち、訪問単価は医療保険・介護保険などによって決まっているため、変動要素は限定的です（訪問単価9,000円前後となるステーションが多いようです）。これにより、訪問看護ステーションの売上高は訪問件数に大きく依存していることがわかります。

　つまり、訪問件数をしっかり管理し増やしていくことが売上高の安定につながります。具体的には、個人の月ごとの目標訪問件数を設定して法人全体の目標訪問件数を決め、毎月、達成状況を把握するとともに、課題があれば改善策を講じます。しかし、これらはあまり細分化しすぎると管理や経営判断が難しくなるため、まずは医療保険・介護保険、看護師・セラピストといった大まかな区分ごとに訪問件数を把握・検討するとよいでしょう。

請求額と入金額の差異を把握する――未収金管理

　訪問看護ステーションの収入の多くは、レセプト請求（医療保険・介護保険）に基づき毎月25日前後に入金されます。しかし、返戻や保留などにより請求金額の全額が入金されるとは限りません。

この請求額と入金額の差額を把握することは、資金繰りにおいて大変重要です。差異の原因を特定し、改善策を検討すると同時に再請求を行い、その後、確実に入金されたかを確認する必要があります。サービスを提供したにもかかわらず、入金されなければタダ働きをしたことと同じです。あるステーションでは、請求担当者の理解力不足などにより再請求すべきレセプトを大量に放置していた事例があります。また同様に、利用者の自己負担分をしっかりと管理・回収することも重要です。

訪問件数やレセプト請求額によって経営状況を把握するのはもちろん重要ですが、サービス提供の対価であるそれらが法人に漏れなく入金されていることまで確認しなければなりません。

経営について相談できる専門家を見つける——頼れる専門家の見分け方

訪問看護ステーションの経営を安定させるためには、資金繰りや税金対策（税理士分野）、労務問題の対応（社会保険労務士分野）、法律上のトラブル対応（弁護士分野）などのさまざまな経営課題への対処が求められます。これらに、経営者が専門知識を用いて1人で対応するには限界があります。しかし、各分野の専門家に相談するのが効率的・効果的であることを理解していても、（筆者自身も税理士ですが）専門家の対応に不満を抱いて十分に相談していない経営者がいるのも事実です。

筆者の考える「頼れる専門家の見分け方」は、説明を聞いたときに、経営者が納得した上で同意できる専門家であるかどうかです。これは、医療で用いるインフォームド・コンセントと同じ意味だとイメージしてください。医療者はインフォームド・コンセントの重要性を十分に理解していますが、経営関係の専門家の中には残念ながらその重要性の理解が不十分な人もいます。もちろん、経営者が納得できるまで事前に料金説明やリスク等について丁寧に説明する専門家も多くいます。専門家に対しては納得できるまで説明を求めるか、それが不可能であれば納得できるまで説明してくれる専門家にチェンジすることをおすすめします。これに限らず、経営者が納得できない状態で物事が進んでいくとよいことはありません。双方の合意によって契約している以上、当然ながら専門家への遠慮は不要です。

スタッフが安心して働ける環境を常に考える

訪問看護ステーションの収益の源泉は、スタッフ1人ひとりが提供する訪問看護サービスです。スタッフが利用者宅等を訪問しなければ、法人の売上はありません。したがって、安定した経営を継続するためには、全スタッフが安心して働ける環境にすることが重要です。

そうした環境は、給与体系や労働時間が明確であることはもちろん、個人のキャリア形成（研修制度など）やライフステージに応じた柔軟な働き方への対応

も必要となります。もっとも、法人の経営資源（給与原資や就業時間など）には限りがあります。だからこそ、その中でどうすればスタッフが安心して働けるのかを考え続けなければなりません。

　筆者の実感としては、スタッフの定着が進めば稼働率が維持でき、さらには経営も安定する傾向にあります。

　訪問看護ステーションの経営は簡単ではありません。志ある人の増加によりステーション数は毎年、右肩上がりに増え続けています（図1）が、同時に毎年400を超えるステーションが閉鎖されています[1]。今後の報酬改定によって経営環境はさらに厳しくなる可能性があります。

　ここで、皆さんに今一度考えてもらいたいことがあります。それは、地域[*2]における自ステーションの存在意義についてです。経営理念は経営者自身の思いを形にしたものです。しかし、それが地域から求められていなければ存在意義はありません。

　自ステーションが地域から（潜在的なニーズを含めて）何を求められているのか、自ステーションが地域に対して何ができるのかをあらためて考えてください。

　自分が行いたい訪問看護だけではなく、地域から求められている、いわば、やるべき訪問看護について考えることにより、今後の安定経営の実現に向けた新たなヒントを得られるに違いありません。

*2
利用者のみならず周辺環境や関連事業者などを含む

引用文献
1）全国訪問看護事業協会：訪問看護ステーション数調査.
　　https://www.zenhokan.or.jp/wp-content/uploads/r5-research.pdf［2023.12.11 確認］

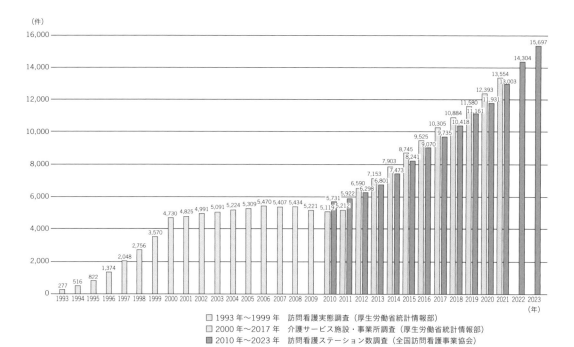

図1｜訪問看護ステーション数
〈出典〉全国訪問看護事業協会：訪問看護ステーション数調査.

2 章

訪問看護ステーションの
決算書分析

1 決算書を読める
管理者になろう

　皆さんは自法人の決算書の数値を把握していますか？　例えば、前年度は黒字でしたか赤字でしたか。また、売上高や人件費はいくらだったでしょうか。現預金の増減は前期と比較してどうでしたか。借入金の残高は減りましたか。そしてこれらの数値からわかる自ステーションの経営課題を理解しているでしょうか。筆者の経験では、これらの決算書の数値や経営課題を把握している訪問看護ステーション管理者は多くない印象があります。中には「数字は苦手だから」と、一度もじっくりと見たことがないという管理者もいました。

　決算書には経営課題や経営改善のヒントが豊富に含まれています。そのため決算書が読めないのは、経営管理の観点からは非常にもったいないことです。これは、経営者と管理者が異なるステーションでも同様です。管理者は訪問看護ステーション運営の中心的存在であり、その問題意識・当事者意識・モチベーションの有無が経営に大きく影響するからです。この視点からも、管理者が決算書を読む（読めるようになる）ことは非常に重要です。

最小限の知識でも最大限の効果を発揮できる

　決算書の作成方法は専門性が高く難解です。おそらく訪問看護ステーションにおいても実際に作成するのは顧問税理士でしょう。管理者に求められる役割は、経営状況や経営課題を把握するために、これを「読みこなす」ことです。専門的な会計知識は不要であり、そもそも多忙を極める管理者が限られた時間の中で会計知識を基礎から学ぶのは不効率だといえます。

　したがって筆者は、管理者は決算書の作成過程や細かい規則などは疑問に思った場合にのみ確認すればよく、簿記や仕訳などの知識は不要だと考えています。現実には、決算書を読みこなすのに必要な最小限の知識を持ち、自ステーションの課題点を見つけるという最大限の効果を得るスキルがあれば十分でしょう。

年に一度の"健康診断"

　決算書は、「法人の健康診断書」とも言われます。決算書には法人の１年間の経営成績や財政状態が表れているためです。実際、決算書を読む際には、個人の健康診断書を読むときの視点を応用することができます。これについては、

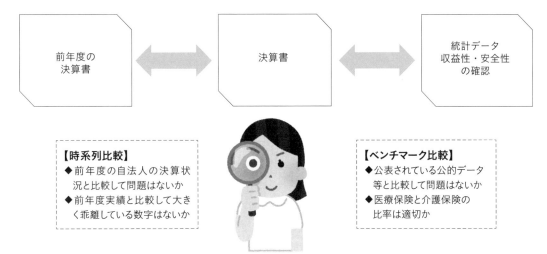

決算書は比較の視点を持って読むことが大切

前年度の
決算書

決算書

統計データ
収益性・安全性
の確認

【時系列比較】
◆ 前年度の自法人の決算状況と比較して問題はないか
◆ 前年度実績と比較して大きく乖離している数字はないか

【ベンチマーク比較】
◆ 公表されている公的データ等と比較して問題はないか
◆ 医療保険と介護保険の比率は適切か

図1│決算書を読みこなす視点

　皆さんが看護職として培った視点が役立つかもしれません。図1に、2つの例を用いて説明します。まず、個人の健康診断では必ず正常値や基準値との比較を行います（ベンチマーク比較）。例えば空腹時血糖値が150mg/dLであった場合に、知識や情報が何もなければその数値について評価することはできません。そのため、さまざまな検査データには正常値が設定されており、これと乖離しているか否かによって正常・異常の判断を下します。

　この点、看護職は専門家としてバイタルサインや血液検査データの結果など、医療に関する数多くの「正常か異常か」を判断するための知識を習得しています。決算書もこれと同様に、正常・異常の判断基準を持てば、ある程度の判断が可能となります。実際、決算書についても数字や指標についていくつかの正常値が設けられています。これらの数値との比較によって経営課題の有無を把握することが可能となります。

　次に、看護職は時系列での比較の視点を持っています。健康診断では、例えば体重が60kgであった場合、BMIなどの基準値との比較ではやや肥満という結果だったとしても、その人の前年の体重は70kgで、数カ月前から始めたダイエットにより大幅に減量していたというケースもあるでしょう。この場合、正常値や基準値からの乖離だけで課題点があるとは判断せず、むしろ改善したという結論になります。逆に50kgだった人が60kgになったのなら問題でしょうし、去年も同じ60kgであれば、課題はあるものの1年間で体重に関して大きな変化（異常）は見られなかったと考えられます。また、急激な体重増加など、なんらかのデータが異常値だった場合、血圧や血糖値など関連する検査データを併せて比較すると、判定の合理性が高まるでしょう。

　決算書を読む上でも、このような時系列での比較の視点を持ち、当年の数値を前年や過去数年間の推移と比較すること、別のデータとの関連性を押さえて

おくことは非常に有用です。特に、訪問看護ステーションの経営においては診療報酬・介護報酬等の制度が複雑であり、さまざまな条件から正常値や基準値と単純比較することが難しいため、時系列での把握・評価は相対的に重要性が高いといえます。

当事者意識を持って読む

看護職として患者・利用者の健康診断書や検査結果を正しく読めることは、公認会計士・税理士などが専門家として決算書を正しく読める状態に当たります。前述のとおり、ステーション管理者が決算書を読む際には、看護職の医療知識レベルほどの会計の専門知識を持つ必要はありません。とはいえ管理者は、法人の決算書においては健康診断書を受け取る人の立場に当たる"当事者"です。そのため、当事者意識を持って決算書を読むことが大切です。

血糖値や体重などの数値からは、結果としての異常の有無は判断できますが、その原因・理由や過程は当事者でなければわからないことが少なくありません。また、実際に行動を起こすのは当事者自身です。訪問看護師が利用者にいくら正しい指導をしても、本人が主体的に取り組まなければ状況の改善は難しいのと同様、決算書に経営改善に資する情報が豊富にあったとしても、管理者に当事者意識がなければそうした情報を生かすことは難しいのです。

決算書の仕組みはシンプル！──1年間の経営結果を2つの表で理解する

決算書は1年間の「経営結果」を示した表です。ここで提示される内容は主に「経営状況が安全かどうか（安全性）」と「事業を通じて儲かったかどうか（収益性）」です。

一般的に、決算書とは「貸借対照表」「損益計算書」「株主資本等変動計算書」「キャッシュフロー計算書」を指すことが多いのですが、本稿では損益計算書と貸借対照表のみを扱います。理由は、訪問看護ステーションの経営課題の大半はこの2つさえ理解していれば読み解くことが可能となるためです。

貸借対照表と損益計算書は、それぞれ図2のように関連しています。まず、どの法人も資金調達をして事業を開始します（①）。調達したお金を設備投資や人件費・経費の支払いに使います（②）。ここから売上を上げ、最終的に決算という形で1年間を区切り、売上から人件費・経費などの費用を差し引いた最終損益がプラスならば黒字、マイナスならば赤字という結果となります（③）。その結果は最終利益として①に加えられ、また翌年以降の事業活動が継続していきます。

まずは損益計算書を理解しよう

管理者には、まずは損益計算書を理解することをおすすめします。損益計算

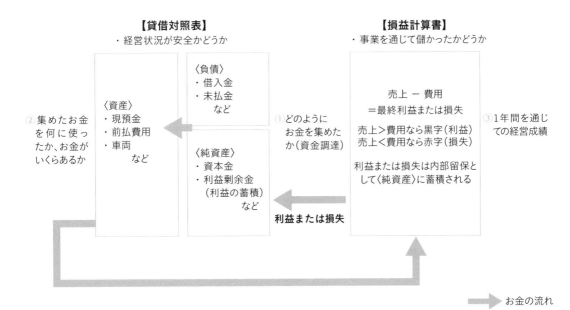

【貸借対照表】
・経営状況が安全かどうか

〈負債〉
・借入金
・未払金
など

〈資産〉
・現預金
・前払費用
・車両
など

〈純資産〉
資本金
・利益剰余金
（利益の蓄積）
など

利益または損失

② 集めたお金を何に使ったか、お金がいくらあるか

① どのようにお金を集めたか（資金調達）

【損益計算書】
・事業を通じて儲かったかどうか

売上 － 費用
＝最終利益または損失

売上＞費用なら黒字（利益）
売上＜費用なら赤字（損失）

利益または損失は内部留保として〈純資産〉に蓄積される

③ 1年間を通じての経営成績

お金の流れ

図2│決算書の構造とお金の流れ

書は法人が1年を通じて黒字だったか赤字だったかを示す計算書であり、簡単にいえば「儲かったかどうか」がわかる資料であるため、利用者数や利用者単価を把握している管理者にとって実感を伴いやすく理解しやすいと思います。

一方で、管理者の中には事業が儲かったかどうかの視点を持たず、損益に関することに苦手意識を持っていたり、極端な場合は数字に関心を示さなかったりする人もいます。しかし、経営形態や法人種別を問わず、事業継続に必要な利益を確保できなければステーションは倒産してしまい、利用者に必要なサービスを継続して提供することはできません。

訪問看護ステーションの経営において、基本的かつ重要なのは、「訪問看護ステーションを続ける（つぶさない）こと」です。それにより訪問看護を必要とする利用者にサービスを提供し続けるのが、訪問看護事業の使命だからです。この実現のためには、事業継続に必要な利益をしっかりと確保していかねばならず、「儲かったかどうか」を正確に把握しておくことが不可欠です。

損益計算書——1年間の収入・費用・利益を示すもの

損益計算書は1年間の経営成績を示すものです。そのため経営者や管理者は、自ステーションの経営成績を把握するために、これを理解することが重要です。

損益計算書は、大まかにいえば、1年間の事業活動を通じて①収入がどのくらいあったか、②費用が何にどのくらいかかったか、③そして①と②の差額として利益（または損失）はどのくらい発生したか、を表しています。実際のビジネスの流れに沿って作成されているため、自ステーションの動きを想像しながら売上や費用、利益の金額に着目すれば、比較的、理解しやすい計算書類です。

損益計算書では、売上高を出発点とし、そこから人件費や経費などのさまざまな費用を差し引いて、その結果（差額）として利益を算出します（表1）。そのため、「収入－費用＝利益」の計算式を意識して読むことがポイントです。

この売上高は、"本業の"売上高、つまり訪問看護事業によって直接的に生じた収入のみを指します。具体的には、訪問看護事業に基づく介護保険収入や医療保険収入、自費利用に基づく収入などです。預金利息による収入や臨時偶発的な助成金収入などは含まれません。

売上高から差し引いて算出する利益は、性質ごとに大きく4種類に分かれ、それぞれ営業利益・経常利益・税引前当期純利益・税引後当期純利益と呼ばれます。これらの利益の意味を理解することが、損益計算書を読みこなす上での最大のポイントです（図3）。特に、以降に挙げる営業利益と税引後当期純利益は重要なので、きちんと理解しておきましょう。

表1｜決算書の仕組み

項目	備考	
①売上高	介護保険収入など本業に基づく収入	【ポイント1】
②営業費用	人件費や経費など本業に基づく費用	収入から
③営業利益	（①－②）で本業に基づく利益を算出	費用を差引き
④営業外収益	財務（預金利息等）に関する収入など本業以外によって発生した収入	利益を算出する
⑤営業外費用	財務（支払利息等）に関する収入など本業以外によって発生した費用	【ポイント2】
⑥経常利益	（③＋④－⑤）で法人全体の経常的な（毎年通常発生する）利益を算出	経営活動に応じて
⑦特別利益	助成金収入など臨時偶発的な発生による利益	段階的に利益を算出
⑧特別損失	災害等に基づく損失など臨時偶発的な発生による損失	
⑨税引前当期純利益	（⑥＋⑦－⑧）で税金を控除する前の1年間の利益を算出	
⑩法人税等	（⑨－⑩）で税引前当期純利益に対する税金を算出	
⑪税引後当期純利益	（⑩－⑪）で1年を通じた最終的な経営成績を算出（黒字・赤字の結論）	

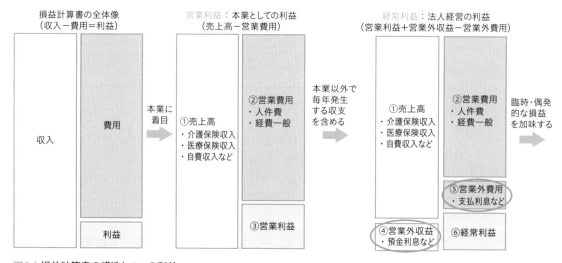

図3｜損益計算書の構造と4つの利益

営業利益——本業に基づく利益

　営業利益は、本業に基づく利益を指し、売上高から給与等の人件費・地代家賃やその他諸経費の合計である営業費用を差し引くことによって算出します。つまり、「売上高－営業費用＝営業利益」です。借入金のない訪問看護ステーションであれば、ほぼすべての費用が営業費用に該当すると考えてよいでしょう。

　営業利益は訪問看護事業についての純粋な利益を表しているといえます。銀行などの金融機関も、この営業利益をとても重視します。最終的な損益が黒字となっていても、それが補助金や助成金などによるもので、営業利益がマイナス（営業損失）であれば、事業そのものはうまくいっていないと判断されるためです。

　事業全体の最終的な利益はもちろん重要ですが、営業利益に着目して訪問看護事業本体でどれだけ利益が出ているかの確認も不可欠です。

経常利益——財務活動を踏まえた法人全体の利益

　経常利益は、営業利益に財務活動などに基づく収入を足し営業外費用を差し引いて算出します。計算式で示すと、「営業利益＋営業外収益－営業外費用＝経常利益」です。"経常"とは、本業か本業外かを問わず毎期通常発生するという意味合いと考えるとイメージしやすいかと思います。"けいつね"という通称で呼ばれることもあります。

　訪問看護ステーション経営では、訪問看護事業以外での収入や費用が発生することがあります。これらを、営業外収益・営業外費用と呼びます。いずれも財務活動によって生じる場合が多く、営業外収益の代表例は預金利息（受取利息）、営業外費用の代表例は支払利息です。なお、借入金の元本返済は費用ではなく負債の減少であるため、貸借対照表の減少項目となります。したがって収益・費用の計算書である損益計算書の項目ではありません。

　借入金の金利負担が大きい事業所では、せっかく営業利益がプラスになっても、営業外費用である支払利息が多額で経常利益がマイナス（経常損失）となってしまうケースがあります。

　このように経常利益は財

税引前当期純利益：税金控除前の全体利益
(経常利益＋特別利益－特別損失)

①売上高 ・介護保険収入 ・医療保険収入 ・自費収入など	②営業費用 ・人件費 ・経費一般
	⑤営業外費用 ・支払利息など
④営業外収益 ・預金利息など	⑧特別損失
⑦特別利益	⑨税引前当期純利益

税金を差引く →

税引後当期純利益：最終利益
(税引前当期純利益－法人税等)

①売上高 ・介護保険収入 ・医療保険収入 ・自費収入など	②営業費用 ・人件費 ・経費一般
	⑤営業外費用 ・支払利息など
④営業外収益 ・預金利息など	⑧特別損失
⑦特別利益	⑩法人税等
	⑪税引後当期純利益 ←

最終的な経営の結論として黒字・赤字を示している

務活動等を含めた法人全体の利益を示しています。そのため、法人全体の事業計画を作成する場合などは、本業の収支だけでなく財務収支等までを踏まえた経常利益をベースに検討する必要があります。

税引前当期純利益——臨時的収支を除いた利益

*1
臨時・偶発的とは、端的にいえば "そのとき限り" の収支です。具体的には、助成金や補助金の収入、あるいは災害に伴う損失などです。

税引前当期純利益は、経常利益から臨時・偶発的[*1]な収支を差し引いた利益です。計算式では、「経常利益＋特別利益－特別損失＝税引前当期純利益」です。経常利益を算出した場合、通常は、そこから税金等を差し引いて最終利益を算出します。しかし、法人経営では、時に臨時・偶発的な収支が発生することがあります。これらのうち、収入が特別利益、損失（費用）が特別損失です。

また、固定資産（車両など）を売却した場合などは、特別利益または特別損失の項目となります。これは、固定資産は通常、長期利用が想定されており、売却などは想定されていないためです。固定資産の売却や下取り時に帳簿上の金額より高額で処分できれば特別利益（固定資産売却益）、反対に低額で処分されれば特別損失（固定資産売却損）となります。

前述の経常利益に特別利益を足し、特別損失を差し引くことで、税引前当期純利益を算出します。したがって、もし特別損益項目がなければ「経常利益＝税引前当期純利益」です。実際にはこうしたケースは少なくありません。

税引後当期純利益——黒字か赤字かの結論

税引前当期純利益を算出したら、その利益に対する税金として法人税等を算出します。計算式に示すと「税引前当期純利益－法人税等＝税引後当期純利益」です。法人税等とは法人税・法人住民税・法人事業税などです[*2]。

*2
詳細はかなり難しい内容となるので、経営者・管理者はまずは利益に対する税金がこの法人税等で差し引かれているとイメージすれば十分でしょう。

税引前当期純利益がマイナス（税引前当期純損失）となっている法人にも、必ず発生する税金があるので注意が必要です。それは法人住民税の一部です。住民税なので金額は地域により異なりますが、例えば東京都の場合は、最低でも年間7万円です。つまり、通常の事業を行っている訪問看護ステーションは、税引前当期純利益がマイナスの場合であっても、法人税等として7万円の支払いは必ず発生するということです。

こうした法人税等を税引前当期純利益から差し引くと、最終利益としての税引後当期純利益[*3]が算出されます。この数値は法人や事業が黒字か赤字かの結論を示すため、非常に重要です。

*3
赤字の場合は「税引後当期純損失」と呼びます。

*4
製造業などでは注目度の高い利益と言われていますが、売上全体に占める人件費の占める割合が高い訪問看護事業においては、重要性は低いため、本稿では割愛します。

訪問看護事業を継続していくには、毎期必須ではありませんが、黒字経営を続けていくことが必要です。そのため、経営者・管理者は最終項目である税引後当期純利益が黒字となっているかに常に着目することが重要です。

このほか、利益の種類の1つに、売上から材料費などの原価を差し引いた「売上総利益」[*4]があります（通称 "粗利"）。

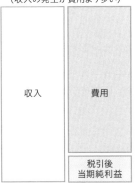

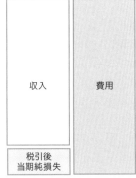

図4 | 黒字・赤字の構造

損益計算書は「結論から読む」のがおすすめ

これまで多くの損益計算書を読んできた経験から、筆者は損益計算書の読み方として、結論から読む方法をおすすめしています。つまり、まずは損益計算書の最終項目である税引後当期純利益・損失、すなわち黒字・赤字の結論を確認することです。最初に結論を把握し、これを意識しながらそこに至るまでの過程として、損益計算書の項目を上から順に売上の規模、営業費用とのバランス、支払利息の金額、特別な事情の有無などを追っていくと、効率的に読むことができます（図4）。

損益計算書をはじめとする決算書に苦手意識を持っている人は、ぜひこうした視点を踏まえて自ステーションの決算書を読んでみてください。

決算日の財政状況を示す貸借対照表

貸借対照表とは、決算書のうち決算日現在の財政状況を示した財務諸表です。英語では「バランスシート」と呼びます。決算日現在とは月決算の法人であれば月1日時点を指します。損益計算書はその名前のとおり収入から費用を差し引いた利益（または損失）を計算する書類であるのに対し、貸借対照表は決算日という一時点の状況のみを示す表です。

とはいえ、貸借対照表は現預金残高をはじめとする法人の経営体力を表しており、中長期的な経営を考えていく上ではとても重要な資料です。そこで本稿は、効率的な貸借対照表の読み方を解説します。

貸借対照表では、左側に法人が所有している資産（現金・預金〈以下：現預金〉、売掛金、固定資産など）、右側には負債（借入金、買掛金など）および純資産（資本金、毎年の利益の合計である繰越利益剰余金）が、それぞれ金額とともに表示されます（図5）。左側の資産合計と右側の負債・純資産合計額は、必ず一致します。貸借対照表を読む際にこの仕組みは非常に重要なので、ぜひ覚えておいてください。

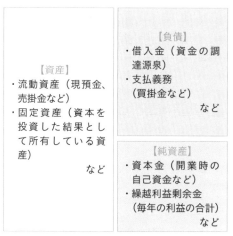

【資産】
・流動資産（現預金、売掛金など）
・固定資産（資本を投資した結果として所有している資産）
　　　　　　　　など

【負債】
・借入金（資金の調達源泉）
・支払義務（買掛金など）
　　　　　　　　など

【純資産】
・資本金（開業時の自己資金など）
・繰越利益剰余金（毎年の利益の合計）
　　　　　　　　など

資産合計額＝負債・純資産合計額
＊左右の合計額は必ず一致する

図5 │ 賃借対照表の構造

「負債・純資産」は調達方法や返済義務を表す点

　筆者は、貸借対照表を読む際は、資産を購入する元手である負債・純資産から理解することをすすめています。

　事業を始めるには、元手となる資金が必要です。貸借対照表の負債と純資産は、この元手を表しています。純資産は、事業開始時に自己の出資した資本金や、事業を進める中で得た利益を内部留保として蓄積した繰越利益剰余金などです。

　一方で負債は、自己の出資のみでは必要な事業資金に足りない場合に賄った借入金のほか、支払い義務のある買掛金や未払金などです。買掛金は、医療材料の仕入れに伴う代金を翌月以降に支払う場合などに計上されます。訪問看護ステーションで多い未払金は、割賦購入した自動車の代金などです。

　このように、負債は資産購入の元手であると同時に将来、支払い（返済）をしなければならないという意味合いもあります。これに対し、純資産には当然ながら返済義務はありません（資本の払い戻しなどの特殊なケースは除く）。そのため、純資産は「自己資本」、負債は「他人資本」とも呼ばれます。また、両者の合計を「総資本」といいます。

「資産」は事業所の持ち物（お金の使い道）を表す

　貸借対照表の左側の資産項目は、右側の総資本を元手に何を購入したかを表します。なお、元手の使用であっても人件費や消耗品などすぐに消費する性質の項目は、賃借対照表には計上せず、損益計算書に「費用」として記載します。

　資産として最も代表的かつ重要なのは現預金で、貸借対照表の資産項目の最上位に記載されます。現預金残高は文字どおり決算日現在に現預金がいくらあるかを指します。

その他、未収金などが該当する売掛金や決算日現在の在庫としての棚卸資産などがあります。これらは資産のうち、「流動資産」の項目に分類されます。流動資産とは1年以内に現金として回収または消費され、費用項目となるものです。

一方で、原則10万円以上かつ1年以上の長期にわたって使用することで売上に貢献する資産は「固定資産」に分類されます。具体的には法人所有の自動車や請求ソフトなどが該当します。また、投資やその他の資産、繰延資産などもこの項目に含まれますが、経営に与える影響は僅少な場合が多いため、本稿では割愛します。

注目すべき4つの項目

貸借対照表には多くの項目があります。また、それぞれの訪問看護ステーションで特徴が異なるため、これを見れば即座に問題や異常値が判明するものではありません。それでも、重要性の高い項目はおおよそ共通しています。そこで筆者が普段、貸借対照表を読む上で特に注視する4項目（表2-❶〜❹）について、ポイントを紹介します。これらの項目の数字をチェックすることで、自ステーションの財政状態が健全かどうかをある程度、推察できるでしょう。

❶現預金

現預金は経営にとって重要で、よく血液にたとえられます。事業全体に行き届く必要があり、現預金がなくなれば法人は倒産してしまうからです。追加融資を"輸血"と表現する銀行員もいるほどです。そのため、現預金が決算日現在いくらあるのかは必ず把握しておかなければなりません。

前期と比較した現預金の増減と、その理由についても検証が必要です（表3）。増減理由は通常は複合的です。増減状況・結果のわかるキャッシュフロー計算

表2 | 貸借対照表の主な内容とチェックポイント

【資産合計額】		
流動資産：1年以内に現預金として回収または消費される資産		
	❶現金・預金	手持ちの現預金残高
	❷売掛金	保険請求や利用者未収金残高
	棚卸資産	決算日現在の消耗品等の在庫
固定資産：長期にわたって収益獲得に貢献する資産		
資産	有形固定資産：固定資産のうち有形の資産	
	器具および備品	パソコンなど
	車両	法人名義で所有している車両
	無形固定資産：請求ソフトシステムなど無形の固定資産	
	投資その他資産：契約に伴って支払った保証金など	
	繰延資産	開業費など

【負債＋純資産】		
流動負債：1年以内に支払い義務が到来する負債		
負債	買掛金	仕入れなど短期間での業者への支払い
	未払金	車両の割賦代金など将来の支払い義務
	預かり金	従業員から天引きしている源泉所得税など
	固定負債：通常1年以上先に支払い義務が到来する負債	
	❸長期借入金	借入金残高を示している
純資産	❹純資産	
	資本金	設立時の出資金等
	繰越利益剰余金	毎年の利益（または損失）が蓄積された合計額（内部留保）

＊❶現預金と❸借入金のバランスをチェックする（売上高との比率や毎月の返済は厳しくないか、前年より著増減はないか、毎月の返済状況や資金繰り状況など）
＊❷売掛金が売上のおよそ2カ月分となっているかチェックする。金額が2カ月分より大幅に大きい場合、回収できていない売上が発生している可能性がある
＊総資本と❹純資産から自己資本比率を計算し、目標値との乖離をチェックする

表3｜現預金の増減理由（例）

増加要因	損益計算書で最終利益がプラスとなった（業績が黒字だった）
	新たな借り入れを行った
	借入金の返済額が減少した、または返済が完了し、返済の負担がなくなった
	自動車やパソコンなど固定資産の購入が多かった
	売掛金の回収状況が改善した
減少要因	損益計算書で最終利益がマイナスとなった（業績が赤字だった）
	借入金の返済額が増加した
	施設・事業所の改築や高額な医療機器の購入、電子カルテの導入などを行った
	売掛金の回収状況が悪化した

書を作成していない訪問看護ステーションも多いのが実情ですが、そのような場合は、貸借対照表の現預金の増減から原因を検証することが重要です。

❷売掛金

　売掛金は診療報酬・介護報酬などの保険請求や利用者未収金のうち、売上が発生しているが未だ入金されていない金額の合計です。通常、保険請求はサービス提供月の約2カ月後に入金され、利用者負担金も同様の回収サイクルとなることが多いでしょう。そのため、売掛金の残高は年間売上高のおよそ12分の2となります。例えば計2カ月分の売上高は請求済みですが、入金されていない状態として売掛金残高となっています。

　もし売掛金の残高が損益計算書の売上高の12分の2と比べて大幅に乖離している場合などは、管理が不十分か、長期滞留の売掛金がそのままとなっている可能性があり、注意が必要です。このように、売掛金については売上高と売掛金回収のタイミングを比較して妥当性を検証することが大切です。

❸長期借入金

　訪問看護ステーションでは、開業時などに金融機関から長期の借り入れをしているケースが少なくありません。一般的に借入金と聞くと悪いイメージを持たれがちですが、訪問看護ステーション経営において長期借入金があること自体はまったく問題なく、むしろ自然なことです。なぜなら、売上よりも人件費支出が先行するビジネスモデルである訪問看護事業では、自己資金だけで資金繰りを行うことは困難な場合が多いためです。

　とはいえ、借入金は当然ながら毎年一定額を返済していく必要があります。ここで参考となるのが、損益計算書の最終利益である税引後当期純利益と、営業外費用に含まれる減価償却費です。

　減価償却費は計算上の費用であり実際の現金支出がない費用です（少々専門的なので最低限の説明に留めます）。そのため、損益計算書の最終利益に減価償却費を足した金額を「償却前利益」（図6）と呼び、簡易的に借入金の返済原資として考えることがあります。したがって、一般的には償却前利益が年間の借入金

損益計算書

項目	金額
売上高	×××
販売費および一般管理費	
(内訳)	
給与手当	×××
減価償却費	1,000
税引後当期純利益	500

減価償却費と最終利益である税引後当期純利益の合計を償却前
利益という。この表の場合は1,000＋500＝1,500

図6｜償却前利益の計算方法

の返済額以上であることが望ましいとされています。銀行員の中には決算書か
らまずこの金額を計算する人もいる、重要な数値です。とはいえ、訪問看護事
業は設備投資がそれほど多額にならないことが多く、その場合には減価償却費
を足さずとも、単純に最終利益と借入金の年間返済額を比較するだけで、財務
状況が健全であるか、ある程度の示唆は得られるでしょう。

❹純資産

　純資産は、多くの場合、設立時の払込資本（自己の資本金）と毎年の事業の最
終利益を内部留保として繰り越し蓄積される繰越利益剰余金の合計額です。

　先に純資産を自己資本、負債を他人資本とする呼び方に言及しましたが、財
務状態は自己資本の割合が大きく他人資本への依存が少ないほど安全だと判断
されます。純資産を総資本で除して求める自己資本比率は、財務状態の安全性
をはかる指標の1つです。計算式は「純資産÷（負債＋純資産）× 100」です。目
標とすべき自己資本比率は個々の訪問看護ステーションの事情によって異なる
ため、数値から一概によしあしを判断することはできません。ただ、前年より
大きく悪化した場合や目標値に届いていない場合、そもそも目標値を定めてい
ない場合などは問題があるといえるでしょう。筆者の経験では、自己資本比率
が20％を下回る訪問看護ステーションは改善の必要性があるケースが多い印
象があります。

＊ ＊ ＊

　決算書を読めるようになるための最短の道は実際に決算書を読むことです。
自ステーションの決算書をじっくりと、可能であれば3年分ほどを読み込めば、
より効率的に実践的な知識が身につくでしょう。

　決算書の数字はどこかから与えられたものではなく、自ステーションの経営
の結果を示したものです。ぜひ、経営が数字にどのように結びついているかと
いう視点を持って決算書を読みこなしてください。

実践！
決算書を読み解いてみよう

*1
実際の決算書（貸借対照表と損益計算書の関係等）はそれぞれ複雑に相互の数字が影響していますが、本稿ではイメージをつかんでいただくことを優先して簡易的に表現している箇所があることをご了承ください。

本稿では、実際の決算書（損益計算書）をイメージしながら事業内容がどのように数字と結びついているのかを実践形式で解説します。決算書の中でも特に重要性が高い損益計算書を中心に、貸借対照表においても一部抜粋という形式で関連性等を意識してみましょう。

下記の決算書を読み解く上での主な注目ポイントは、前項１の損益計算書の解説をコンパクトにまとめたイメージとして捉えてください[*1]。

損益計算書はここに注目

❶**1年間の業務をイメージしながら読む**（自分事として読む）

決算書は他人事の数字ではなく、自ステーションの１年間の業績等を表しているため、自ステーションの１年間の活動をイメージしながら読んでください。

❷**収益比率や前年比較を用いる**

比率を用いることで効率性をはかることができ、前年比較等の比較を用いることで業績の良否を判断しやすくなります。

❸**大きく傾向をつかんでから各項目を検討する**

細かい数字に捉れるのではなく、まずは全体の傾向を把握した上で改善事項等の各論の検討を行うことが効率的です。

筆者は、主に下記の３点で大きく法人全体の評価をしています。

- ・損益計算書：税引後当期純利益⇒<u>当期は最終的にいくら黒字 or 赤字だったのか</u>
- ・貸借対照表：現預金残高⇒<u>現預金は増えたのか（財務基盤）</u>
- ・貸借対照表：(長期) 借入金の増減⇒<u>返済の進捗、新たな借り入れ等の有無</u>

上記３点を口語的な表現にすると、以下のようになります。

（税引後）利益を獲得して、利益から借入金を返済し、現預金も増えていれば合格点といえるのではないか。

もちろん人材投資や設備投資の状況等さまざまな視点を考慮する必要はありますが、実践的には決算書について、まず上述のような視点で傾向を把握しています。以上を踏まえて実際に、管理者の気持ちになって決算書を読み解いてみましょう。

決算書（貸借対照表と損益計算書）の要約

全体のストーリーは、「常勤換算数5人の訪問看護ステーションの現状分析と翌年に人員を増加した際の影響について経年比較までを行う」決算書分析となっています。

ある法人（常勤換算5人の訪問看護ステーション）の決算書は表1のとおりでした。このうち、損益計算書を中心に決算書を読み解いていきます。

ここで決算書は取引を項目（勘定科目）ごとに集計しているため、実際の勘定科目ごとの内訳は総勘定元帳等の会計資料を見なければわかりませんが、大枠として下記のような想定が可能です[*2]。

[参考] 筆者が貸借対照表を読みながら考えること

現預金残高……手元現金と通帳残高等の合計が8,000千円であり、長期借入金8,000千円と同額となっている。事業を通じての利益はあまり手元に残っていないのではないか。

事業未収金（前項1の売掛金と同義）……事業収益（売上）には計上されているものの、入金されていない2カ月分の請求額等が10,000千円ある。医療保険・介護保険事業であれば制度上、このようなタイムラグが発生する。

建物附属設備……当期もしくはそれ以前に冷暖房設備等の設備投資があったものと考えられる。

車両運搬具……当期もしくはそれ以前に車両購入等の設備投資があったものと考えられる。

未払費用……月末締翌月払いの締後給与やその他経費の計上額と考えられる。

短期借入金……役員等から法人が短期的に借り入れている金額と考えられる。

長期借入金……銀行融資等の決算時点の残高と考えられる。

*2
本稿では実践的に読み解いていただくことを目的としているため、各項目（勘定科目）数を要約しています。

表1 | A法人の決算書

貸借対照表 ×2年3月31日現在

勘定科目	金額(円)	勘定科目	金額(円)
現預金	8,000,000	未払費用	6,000,000
事業未収金	10,000,000	短期借入金	1,000,000
その他流動資産	200,000	流動負債計	7,000,000
流動資産合計	18,200,000	長期借入金	8,000,000
建物附属設備	500,000	固定負債合計	8,000,000
車両運搬具	1,000,000	負債合計	15,000,000
器具備品	300,000	資本金	1,000,000
有形固定資産計	1,800,000	繰越利益剰余金	4,000,000
投資その他資産計	0	うち当期利益	3,000,000
固定資産合計	1,800,000	純資産合計	5,000,000
資産合計	20,000,000	負債・純資産合計	20,000,000

損益計算書 ×1年4月1日～×2年3月31日

項目	金額(円)	比率
事業収益	45,000,000	100.0%
事業費用	41,050,000	91.2%
事業利益	3,950,000	8.8%
事業外収益	300,000	0.7%
事業外費用	250,000	0.6%
経常利益	4,000,000	8.9%
臨時損益	0	0.0%
税引前当期純利益	4,000,000	8.9%
法人税等	1,000,000	2.2%
税引後当期純利益	3,000,000	6.7%

これらは筆者の経験則に基づく主観であるため実際の結果と異なることもあります。とはいえ、おおよその「あたり」をつけることはその後の詳細な分析を行う際にも起点となることがあり、役立ちます（貸借対照表については以降ではそれほど取り上げないため、参考として記載しています）。

［実践問題］当期の業績を読み解いてみよう

ここからはいよいよ実践問題です。実際の訪問看護ステーションをイメージしながら決算書を読み解いていただければと思います。

なお、本問では特に触れない勘定科目についてもイメージをもってもらえるよう、内容を記載しています。

問題1 ▶ 損益計算書の全体像

×1年4月1日から×2年3月31日までの損益計算書は表2のとおりでした。そこで次の設問に回答してください。

（1）以下①〜⑥の空欄を埋めてください。

①事業収益（売上高）＿＿＿＿＿＿＿円

②人件費＿＿＿＿＿＿＿円

③人件費率＿＿＿＿＿＿＿%

④事業利益（本業の利益）＿＿＿＿＿＿＿円

⑤経常利益＿＿＿＿＿＿＿円

⑥税引後当期純利益＿＿＿＿＿＿＿円

ヒント 空欄はすべて表2にそのまま答えがあります。すなわち、本問の意図は損益計算書の「どこに何が表示されているのか」を見つけてもらうことにあります。「考える」というよりも損益計算書の構造を「知ってもらう」ことが目的です（正式な損益計算書にはNo.・比率・主な内容といった項目はありませんが、イメージをつかんでいただくために様式を一部改変しています）。

（2）以下の点を考察してください。

（ア）当期は黒字でしたか、それとも赤字でしたか。

（イ）人件費率の目標が70%だった場合、目標は達成したといえますか。

解答1

（1）

①事業収益（売上高）　45,000,000 円

②人件費　31,050,000 円

③人件費率　69.0 %

④事業利益（本業の利益）　3,950,000 円

⑤経常利益　4,000,000 円

表2 | 問題1の損益計算書

損益計算書　　　　　　　　　　　　　　　　　　　　　　　　　　　×1年4月1日〜×2年3月31日

No.	勘定科目	金額（円）	比率	備考
(1)	［事業収益］			
(2)	訪問看護事業収益	45,000,000	100.0%	※入金ではなく請求分
(3)	［事業費用］			
(4)	給料手当	23,000,000	51.1%	（代表含む）訪問スタッフ5人給与
(5)	賞与	4,000,000	8.9%	従業員賞与
(6)	法定福利費	4,050,000	9.0%	給与賞与にかかる法人負担分社会保険料
(7)	人件費計	31,050,000	69.0%	上記(4)〜(6)計
(8)	採用費	0	0.0%	人材紹介会社等への採用手数料
(9)	地代家賃	3,300,000	7.3%	事務所家賃＋月極駐車場代
(10)	リース料	1,500,000	3.3%	自動車・コピー機等のリース料
(11)	車両費	800,000	1.8%	ガソリン代、車検代等
(12)	旅費交通費	1,000,000	2.2%	通勤手当、コインパーキング代等
(13)	通信費	1,000,000	2.2%	電話、FAX、郵便代等
(14)	支払手数料	1,000,000	2.2%	請求ソフト使用料、税理士等顧問料等
(15)	水道光熱費	300,000	0.7%	電気、ガス、水道代等
(16)	消耗品費	360,000	0.8%	雑貨、文房具、医療消耗品等
(17)	福利厚生費	250,000	0.6%	健康診断、慶弔費、歓送迎会等
(18)	交際費	30,000	0.1%	事業関係者への接待、贈答等
(19)	会議費	50,000	0.1%	社内外の会議における飲食代等
(20)	諸会費	50,000	0.1%	協会会費等の業務に関係する会費
(21)	保険料	100,000	0.2%	火災保険、賠償責任保険等
(22)	租税公課	10,000	0.0%	収入印紙、自動車税等
(23)	減価償却費	200,000	0.4%	固定資産のうち、当期の費用計上分
(24)	雑費	50,000	0.1%	振込手数料等、上記以外の少額費用
(25)	事業費用	41,050,000	91.2%	上記(7)〜(24)計
(26)	事業利益	3,950,000	8.8%	事業収益(2)－事業費用(25)
(27)	事業外収益	300,000	0.7%	補助金収入等、本業で獲得した以外の収入
(28)	事業外費用	250,000	0.6%	支払利息等、本業以外での費用
(29)	経常利益	4,000,000	8.9%	事業利益(25)＋事業外収益(27)－事業外費用(28)
(30)	臨時利益	0	0.0%	車両売却利益等の臨時偶発的収益
(31)	臨時損失	0	0.0%	車両売却損失等の臨時偶発的損失
(32)	税引前当期純損益	4,000,000	8.9%	経常利益＋臨時収益－臨時費用
(33)	法人税等	1,000,000	2.2%	法人税・法人住民税・法人事業税等
(34)	税引後当期純損益	3,000,000	6.7%	税引前当期純損益金額(32)－法人税等(33)

⑥税引後当期純利益　　　　　3,000,000 円

（2）

（ア）当期は黒字でしたか、それとも赤字でしたか。

　　（3,000,000 円の）黒字でした。

（イ）人件費率の目標が70%だった場合、目標は達成したといえますか。

　　（人件費率は69.0%だったため）達成したといえます。

✔ ワンポイント解説

この決算書（損益計算書）は前述した「損益計算書はここに注目」の項目に沿って読み解くと、以下のことが推察されます。

1年間の事業収益（売上高）は45,000千円でそのうち約7割（69.0%）が人件費でした。事業利益（本業の利益）・経常利益のいずれも黒字（プラス）であり、最終損益を示す税引後当期純利益も3,000千円の黒字でした。

問題2 ▶ 貸借対照表を含めた考察

表3の損益計算書（問題1と数字は同じ）と貸借対照表（抜粋）について、以下の空欄に数字を入れ、（　）の正しいほうに○をつけてください（問題1と重複する箇所もありますが、全体的な流れをイメージしてもらうため、あえて設問としています）。

①当期の最終利益を示す税引後当期純利益は_____円で（黒字・赤字）だった。

表3 | 問題2・3の損益計算書と貸借対照表（抜粋）

損益計算書　　　　　　　　×1年4月1日〜×2年3月31日

No.	勘定科目	金額（円）	比率
(1)	[事業収益]		
(2)	訪問看護事業収益	45,000,000	100.0%
(3)	[事業費用]		
(4)	給料手当	23,000,000	51.1%
(5)	賞与	4,000,000	8.9%
(6)	法定福利費	4,050,000	9.0%
(7)	人件費計	31,050,000	69.0%
(8)	採用費	0	0.0%
(9)	地代家賃	3,300,000	7.3%
(10)	リース料	1,500,000	3.3%
―	その他費用	5,200,000	11.6%
(25)	事業費用	41,050,000	91.2%
(26)	事業利益	3,950,000	8.8%
(27)	事業外収益	300,000	0.7%
(28)	事業外費用	250,000	0.6%
(29)	経常利益	4,000,000	8.9%
(32)	税引前当期純損益	4,000,000	8.9%
(33)	法人税等	1,000,000	2.2%
(34)	税引後当期純損益	3,000,000	6.7%

貸借対照表（抜粋）	前期	当期	当期－前期
	×1年3月31日時点	×2年3月31日時点	増減
現預金	7,500,000	8,000,000	500,000
事業未収金	8,500,000	10,000,000	1,500,000
：			
長期借入金	9,000,000	8,000,000	－1,000,000

②現預金の当期残高は＿＿＿＿＿円で、前期と比較して＿＿＿＿＿＿円（増加・減少）した。

③長期借入金の当期残高は＿＿＿＿＿円で、前期と比較して＿＿＿＿＿円（増加・減少）した。

以上を踏まえると当期の経営成績は（よかった・悪かった）と考えられる。

ヒント 貸借対照表は決算日時点の状態を表しているので、数字の変動を見るために前期と比較をしています。

解答2

①当期の最終利益を示す税引後当期純利益は 3,000,000 円で （黒字・赤字）だった。

②現預金の当期残高は 8,000,000 円で、前期と比較して 500,000 円 （増加・減少）した。

③長期借入金の当期残高は 8,000,000 円で、前期と比較して 1,000,000 円 （増加・減少）した。

以上を踏まえると当期の経営成績は （よかった・悪かった）と考えられる。

✔ ワンポイント解説

前述の「損益計算書はここに注目」の口語的表現「（税引後）利益を獲得して、利益から借入金を返済し、現預金も増えていれば合格点といえるのではないか」どおりの状況となっています。問題2の解答をこの文章に当てはめると下記のようになります。

> （税引後）利益 3,000 千円を獲得して、利益から借入金を 1,000 千円返済し、現預金も 500 千円増加しているため、当期の経営成績はよかったと考えられる。

問題3 ▶ 決算書とその他の経営データの関係性を把握する

問題2の追加情報①として、当期の事業概況が以下のとおりだった場合、以下の空欄を埋めてください。

〈追加情報①事業概況〉

・訪問事業収益を分析すると、訪問単価は 9,000 円であった。

・代表含め5人全員が訪問スタッフである。

①当期の事業収益は 45,000 千円であった。訪問単価が 9,000 円であったため、年間訪問件数を【事業収益＝訪問単価×訪問件数】に当てはめて検討すると、【45,000,000 ＝ 9,000 ×（訪問件数）】となるため、当期の年間訪問件数は＿＿＿＿＿件であったことがわかる。

②当期の年間訪問件数を 12（月）で除すと1月あたりの平均訪問件数は＿＿＿＿＿

件（小数点2位以下切捨）であったことがわかる。

③当期は訪問スタッフが5人であった。1月あたり訪問件数（②）＿＿＿＿＿＿件を訪問スタッフ数5で除すと、平均訪問件数は1月あたり＿＿＿＿＿＿件（小数点2位以下切捨）となる。

④給与手当と賞与を合計すると個人に支払われた年収が算出されるが、損益計算書からわかる、代表を含めた5人の年収合計は給与手当＿＿＿＿＿＿円と賞与＿＿＿＿＿＿円の合計＿＿＿＿＿＿円である。そのため、1人当たりの年収額は＿＿＿＿＿＿円÷5で＿＿＿＿＿＿円となる。

ヒント　計算式や番号等で誘導しているため、文章を読めば回答が可能となっています。ぜひ本問を通じて数字の流れをつかんでいただければと思います。

<u>解答3</u>

①当期の事業収益は45,000千円であった。訪問単価が9,000円であったため、年間訪問件数を【事業収益＝訪問単価×訪問件数】に当てはめて検討すると、【45,000,000 ＝ 9,000 ×（訪問件数）】となるため、当期の年間訪問件数は 5,000 件であったことがわかる。

②当期の年間訪問件数を12（月）で除すと1月あたりの平均訪問件数は 416.6 件（小数点2位以下切捨）であったことがわかる。

③当期は訪問スタッフが5人であった。1月あたり訪問件数（②）416.6 件を訪問スタッフ数5で除すと、平均訪問件数は1月あたり 83.3 件（小数点2位以下切捨）となる。

④給与手当と賞与を合計すると個人に支払われた年収が算出されるが、損益計算書からわかる、代表を含めた5人の年収合計は給与手当 23,000,000 円と賞与 4,000,000 円の合計 27,000,000 円である。そのため、1人当たりの年収額は 27,000,000 円÷5で 5,400,000 円となる。

✔ワンポイント解説

　問題3は、設問①②のように年間・月間の訪問件数を把握することも重要ですが、③のように常勤換算数で除すことで（スタッフ1人当たりの1月の平均訪問件数は83.3件）、より具体的にイメージできるのではないでしょうか。

　また、④は年収という表現ですが、損益計算書に計上される給与手当と賞与の合計は一般的に源泉徴収票に記載される「支払金額」を示しており、社会保険料や住民税・源泉所得税等を控除する前の金額となります。いわゆる手取額とは異なるので注意が必要です。

問題4 ▶ 人件費率の目標

　追加情報②として次年度である×3年3月期の経営計画と実際にそれを実行した×2年4月1日から×3年3月31日までの損益計算書が表4のとおりだった場合、次の設問に回答してください。

表4 | 問題4の損益計算書

損益計算書　　　　　　　　　　　　　　　　　　　　　　　×2年4月1日〜×3年3月31日

No.	勘定科目	金額（円）	当期比	
(1)	［事業収益］			
(2)	訪問看護事業収益	60,000,000	100.0%	※入金ではなく請求分
(3)	［事業費用］			
(4)	給料手当	33,000,000	55.0%	訪問スタッフ7人＋事務1人給与
(5)	賞与	5,000,000	8.3%	従業員賞与
(6)	法定福利費	5,700,000	9.5%	給与賞与にかかる法人負担分社会保険料
(7)	人件費計	43,700,000	72.8%	上記(4)〜(6)計
(8)	採用費	1,200,000	2.0%	人材紹介会社等への採用手数料
(9)	地代家賃	3,500,000	5.8%	事務所家賃＋月極駐車場代
(10)	リース料	1,700,000	2.8%	自動車・コピー機等のリース料
(11)	車両費	1,000,000	1.7%	ガソリン代、車検代等
(12)	旅費交通費	1,200,000	2.0%	通勤手当、コインパーキング代等
(13)	通信費	1,200,000	2.0%	電話、FAX、郵便代等
(14)	支払手数料	1,200,000	2.0%	請求ソフト使用料、税理士等顧問料等
(15)	水道光熱費	350,000	0.6%	電気、ガス、水道代等
(16)	消耗品費	400,000	0.7%	雑貨、文房具、医療消耗品等
(17)	福利厚生費	250,000	0.4%	健康診断、慶弔費、歓送迎会等
(18)	交際費	30,000	0.1%	事業関係者への接待、贈答等
(19)	会議費	50,000	0.1%	社内外の会議における飲食代等
(20)	諸会費	50,000	0.1%	協会会費等の業務に関係する会費
(21)	保険料	100,000	0.2%	火災保険、賠償責任保険等
(22)	租税公課	10,000	0.0%	収入印紙、自動車税等
(23)	減価償却費	200,000	0.3%	固定資産のうち、当期の費用計上分
(24)	雑費	50,000	0.1%	振込手数料等、上記以外の少額費用
(25)	事業費用	56,190,000	93.7%	上記(7)〜(24)計
(26)	事業利益	3,810,000	6.4%	事業収益(2)−事業費用(25)
(27)	事業外収益	300,000	0.5%	補助金収入等、本業で獲得した以外の収入
(28)	事業外費用	250,000	0.4%	支払利息等、本業以外での費用
(29)	経常利益	3,860,000	6.4%	事業利益(25)＋事業外収益(27)−事業外費用(28)
(30)	臨時利益	0	0.0%	車両売却利益等の臨時偶発的収益
(31)	臨時損失	0	0.0%	車両売却損失等の臨時偶発的損失
(32)	税引前当期純損益	3,860,000	6.4%	経常利益＋臨時収益−臨時費用
(33)	法人税等	1,000,000	1.7%	法人税・法人住民税・法人事業税等
(34)	税引後当期純損益	2,860,000	4.8%	税引前当期純損益金額(32)−法人税等(33)

〈追加情報②（×3年3月期の経営計画）〉

・訪問件数は毎月増加しており、現状の訪問スタッフ数ではすでに手一杯になっている。

・来期は2人の訪問スタッフと1人（常勤換算0.5人）の事務スタッフの採用が決まっている。そのうち1人は紹介会社経由であるため、紹介手数料1,200千円が発生する。

・訪問スタッフを合計7人とすることで売上増加をはかるが、人件費の増加も同時に見込む。

（1）以下①〜⑥の空欄を埋めてください。

①事業収益（売上高）　＿＿＿＿＿＿＿円

②人件費　　　　　　　＿＿＿＿＿＿＿円

③人件費率　　　　　　＿＿＿＿＿＿＿％

④事業利益（本業の利益）＿＿＿＿＿＿＿円

⑤経常利益　　　　　　＿＿＿＿＿＿＿円

⑥税引後当期純利益　　＿＿＿＿＿＿＿円

ヒント　問題1と同様、空欄はすべて表中にそのまま答えがあります。

（2）以下の点を考察してください。

（ア）当期（×3年3月期）は黒字でしたか、それとも赤字でしたか。

（イ）人件費率の目標が70％だった場合、目標は達成したといえますか。

解答4

（1）

①事業収益（売上高）　　60,000,000 円

②人件費　　　　　　　　43,700,000 円

③人件費率　　　　　　　　　　72.8 ％

④事業利益（本業の利益）　　3,810,000 円

⑤経常利益　　　　　　　　3,860,000 円

⑥税引後当期純利益　　　　2,860,000 円

（2）

（ア）当期は黒字でしたか、それとも赤字でしたか。

　　（2,860,000 円の）黒字でした。

（イ）人件費率の目標が70％だった場合、目標は達成したといえますか。

　　（人件費率は72.8％だったため）達成したとはいえません。

✔ ワンポイント解説

　×3年3月期の1年間の事業収益（売上高）は 60,000 千円でそのうち 72.8％が人件費でした。事業利益（本業の利益）・経常利益のいずれも黒字（プラス）であり、最終損益を示す税引後当期純利益も 3,000 千円の黒字でした。最終的には黒字を確保したものの、人件費率が 72.8％と、目標としていた 70.0％を超過し、目標は未達となりました。

問題5 ▶ 貸借対照表を含めた考察（問題2と同様の視点）

　×3年3月期の損益計算書（問題4と数字は同じ）と貸借対照表（抜粋）について、以下の空欄を埋め、（　）の正しいほうに○をつけてください（問題1と重複する箇所もありますが、全体的な流れをイメージしてもらうためあえて設問としています）。

表5 | 問題5・6の損益計算書

損益計算書　　　　　×2年4月1日〜×3年3月31日

No.	勘定科目	金額（円）	比率
(1)	［事業収益］		
(2)	訪問看護事業収益	60,000,000	100.0%
(3)	［事業費用］		
(4)	給料手当	33,000,000	55.0%
(5)	賞与	5,000,000	8.3%
(6)	法定福利費	5,700,000	9.5%
(7)	人件費計	43,700,000	72.8%
(8)	採用費	1,200,000	2.0%
(9)	地代家賃	3,500,000	5.8%
(10)	リース料	1,700,000	2.8%
ー	その他費用	6,090,000	10.2%
(25)	事業費用	56,190,000	93.7%
(26)	事業利益	3,810,000	6.4%
(27)	事業外収益	300,000	0.5%
(28)	事業外費用	250,000	0.4%
(29)	経常利益	3,860,000	6.4%
(32)	税引前当期純損益	3,860,000	6.4%
(33)	法人税等	1,000,000	1.7%
(34)	税引後当期純損益	2,860,000	4.8%

貸借対照表（抜粋）	前期	当期	当期ー前期
	×2年3月31日時点	×3年3月31日時点	増減
現預金	8,000,000	8,860,000	860,000
事業未収金	10,000,000	11,000,000	1,000,000
：			
長期借入金	8,000,000	7,000,000	− 1,000,000

①当期（×3年3月期）の最終利益を示す税引後当期純利益は＿＿＿＿＿＿円で（黒字・赤字）だった。

②現預金の当期残高は＿＿＿＿＿＿円で、前期と比較して＿＿＿＿＿＿円（増加・減少）した。

③長期借入金の当期残高は＿＿＿＿＿＿円で、前期と比較して＿＿＿＿＿＿円（増加・減少）した。

　以上を踏まえると、当期（×3年3月期）の経営成績は（よかった・悪かった）と考えられる。

ヒント　貸借対照表は決算日時点の状態を表しているため、貸借対照表の数字の変動を見るために前期と比較をしています。

解答5

①当期の最終利益を示す税引後当期純利益は 2,860,000 円で（黒字・赤字）だっ

た。

②現預金の当期残高は 8,860,000 円で前期と比較して 860,000 円 (増加・減少) した。

③長期借入金の当期残高は 7,000,000 円で、前期と比較して 1,000,000 円 (増加・減少) した。

以上を踏まえると、当期の経営成績は (よかった・悪かった) と考えられる。

✔ ワンポイント解説

問題 2 と同様に、前述の「損益計算書はここに注目」の口語的表現「(税引後) 利益を獲得して、利益から借入金を返済し、現預金も増えていれば合格点といえるのではないか」どおりの状況となっています。問題 5 の解答を文章形式にすると下記のようになります。

> (税引後) 利益 2,860 千円を獲得して、利益から借入金を 1,000 千円返済し、現預金も 860 千円増加しているため、当期の経営成績はよかったと考えられる。

問題 6 ▶ 決算書とその他の経営データの関係性を把握する (×3年3月期)

問題 5 の追加情報③として、当期 (×3年3月期) の事業概況が以下のとおりだった場合、以下の空欄を埋めてください。

〈追加情報③事業概況〉

・訪問事業収益を分析すると、訪問単価は 9,050 円であった。

・代表含め訪問スタッフ 7 人、事務スタッフ 1 人の計 8 人 (常勤換算 7.5 人) 体制である。

ヒント 問題 3 と同様、計算式や番号等で誘導しているため、文章を読めば解答が可能となっています。ぜひ本問を通じて数字の流れをつかんでいただければと思います。

①当期の事業収益は 60,000 千円であった。訪問単価が 9,050 円であったため、年間訪問件数を【事業収益＝訪問単価×訪問件数】に当てはめて検討すると、【60,000,000 ＝ 9,050 ×(訪問件数)】となり、当期の年間訪問件数は_____件 (小数点 1 位切上) であったことがわかる。

②①で出した当期の年間訪問件数を 12 (月) で除すと、1 月あたりの平均訪問件数は_____件 (小数点 2 位以下切捨) であったことがわかる。

③当期は訪問スタッフが 7 人であったため、②で出した 1 月あたり訪問件数を訪問スタッフ数 7 で除すと、平均訪問件数は 1 月あたり_____件 (小数点 2 位以下切捨) となる。

④給与手当と賞与を合計すると個人に支払われた年収が算出されるが、損益計算書からわかる代表含めた 7.5 人 (常勤換算数) の年収合計は給与手当

_____円と賞与_____円の合計_____円である。そのため、1人あたりの年収額は_____円÷7.5で_____円となる。

解答6

①当期の事業収益は60,000千円であった。訪問単価が9,050円であったため、年間訪問件数を【事業収益＝訪問単価×訪問件数】に当てはめて検討すると、【60,000,000 ＝ 9,050 ×（訪問件数）】となり、当期の年間訪問件数は 6,630 件（小数点1位切上）であったことがわかる。

②当期の年間訪問件数①を12（月）で除すと、1月あたりの平均訪問件数は 552.5 件（小数点2位以下切捨）であったことがわかる。

③当期は訪問スタッフが7人であったため、1月あたり訪問件数（②）件を訪問スタッフ数7で除すと、平均訪問件数は1月あたり 78.9 件（小数点2位以下切捨）となる。

④給与手当と賞与を合計すると個人に支払われた年収が算出されるが、損益計算書からわかる代表含めた7.5人（常勤換算数）の年収合計は給与手当 33,000,000 円と賞与 5,000,000 円の合計 38,000,000 円である。そのため、1人あたりの年収額は 38,000,000 円÷7.5で 5,066,666 円となる。

✔ ワンポイント解説

　類題である問題3と異なる視点としては、訪問スタッフではない事務スタッフの存在です。気をつけたい点は、③の訪問件数はあくまで訪問スタッフ1人あたりの効率性を見る指標であること。事務スタッフを除いた常勤換算数で計算する必要があります。一方で、④の人件費は法人全体の人件費を算出する指標であるため、事務スタッフも含めた常勤換算数で計算する必要があります。

　次は、いよいよ最終問題です。

　これまで×2年3月期のデータとその次年度である×3年3月期のデータを比較検討してきました。ところで、直近である×3年3月期は前期の×2年3月期と比較して業績はよかったのでしょうか。今後の経営戦略も見すえ、評価・検討したいと思います。

問題7 ▶ 前期との業績比較

（1）表6を基に以下①～④の空欄を埋めてください。

①事業収益（売上高）は前年比_____円増加している。

②人件費は前年比_____円増加している。

③人件費を含めた事業費用は前年比_____円増加している。

④事業収益よりも事業費用の増加額が大きいため、事業利益は前年比_____円減少している。

ヒント　問題1・4と同様、空欄はすべて表6中にそのまま答えがあります。

表6 | 問題7の損益計算書

損益計算書（前期比較） 金額単位：円

No.	勘定科目	×3年3月期	比率	×2年3月期	比率	（×3年3月期） −（×2年3月期）	（×3年3月期） ／（×2年4月期）
(1)	[事業収益]						
(2)	訪問看護事業収益	60,000,000	100.0%	45,000,000	100.0%	15,000,000	133.3%
(3)	[事業費用]						
(4)	給料手当	33,000,000	55.0%	23,000,000	51.1%	10,000,000	143.5%
(5)	賞与	5,000,000	8.3%	4,000,000	8.9%	1,000,000	125.0%
(6)	法定福利費	5,700,000	9.5%	4,050,000	9.0%	1,650,000	140.7%
(7)	人件費計	43,700,000	72.8%	31,050,000	69.0%	12,650,000	140.7%
(8)	採用費	1,200,000	2.0%	0	0.0%	1,200,000	—
(9)	地代家賃	3,500,000	5.8%	3,300,000	7.3%	200,000	106.1%
(10)	リース料	1,700,000	2.8%	1,500,000	3.3%	200,000	113.3%
—	その他費用	6,090,000	10.2%	5,200,000	11.6%	890,000	117.1%
(25)	事業費用	56,190,000	93.7%	41,050,000	91.2%	15,140,000	136.9%
(26)	事業利益	3,810,000	6.4%	3,950,000	8.8%	−140,000	96.5%
(27)	事業外収益	300,000	0.5%	300,000	0.7%	0	100.0%
(28)	事業外費用	250,000	0.4%	250,000	0.6%	0	100.0%
(29)	経常利益	3,860,000	6.4%	4,000,000	8.9%	140,000	96.5%
(32)	税引前当期純損益	3,860,000	6.4%	4,000,000	8.9%	−140,000	96.5%
(33)	法人税等	1,000,000	1.7%	1,000,000	2.2%	0	100.0%
(34)	税引後当期純損益	2,860,000	4.8%	3,000,000	6.7%	−140,000	95.3%

（決算書以外の参考データ）

No.	項目	×3年3月期	×2年3月期	（×3年3月期） −（×2年3月期）	（×3年3月期） ／（×2年4月期）
(1)	訪問単価	9,050件	9,000円	50円	100.6%
(2)	訪問件数	6,630件/年	5,000件/年	1,630件/年	132.6%
(3)	訪問件数	552.5件/月	416.7件/月	135.8件/月	132.6%
(4)	訪問スタッフ（常勤換算）	7.0人	5.0人	2.0人	140.0%
(5)	訪問スタッフあたり売上高	8,571,429円/年	9,000,000円/年	−428,571.4円/年	95.2%
(6)	訪問スタッフあたり件数	947.1件/年	1,000.0件/年	−52.9件/年	94.7%
(7)	訪問スタッフあたり件数	78.9件/月	83.3件/月	−4.4件/月	94.7%
(8)	事務含めた人員	7.5人	5.0人	2.5人	150.0%
(9)	1人あたり年収	5,066,667円	5,400,000円	−333,333円	93.8%
(10)	1人あたり人件費	5,826,667円	6,210,000円	−383,333円	93.8%

特に増減額に着目するとわかりやすいかと思います。

　表の構成としては、×3年3月期の損益計算書と×2年3月期の損益計算書を並べて配置し、その増減額と増減比率を算出しています。また、下表ではそれぞれの年度の決算書以外の参考データを掲載しています。

（2）以下の点を考察してください。

（ア）「決算書以外の参考データ」も踏まえ、当期（×3年3月期）の業績が前期と比較して悪化した理由として考えられるものを3点挙げてください。

（イ）来期に向けた経営戦略を述べてください。

ヒント 全体を通じてこの問いだけは「正解」がありません（解答例はあります）。ぜひ、ご自身でイメージしていただき、解答例と照らして妥当性を判断してください。

解答7

（1）

①事業収益（売上高）は前年比 15,000,000 円増加している。

②人件費は前年比 12,650,000 円増加している。

③人件費を含めた事業費用は前年比 15,140,000 円増加している。

④事業収益よりも事業費用の増加額が大きいため、事業利益は前年比 140,000 円減少している。

（2）

（ア）の解答例

解答（1）の④より、事業利益は前年比 140 千円減少しているため、当期（×3年3月期）の業績は前期より悪化したといえる。

その理由としては、以下の3点が考えられる。

❶事業収益の増加率（133.3%）を上回る人件費率（140.7%）の増加

人材採用に伴い人件費が 12,650 千円増加した。一方で事業収益は増加した人件費以上の増加額 15,000 千円であったが、人件費「率」という効率性の観点では前期以上の成果を上げることができず、業績悪化の要因となった。

❷人材紹介料 1,200 千円の発生

前期の事業費用のうち、人件費以外で突出した増減項目として採用費 1,200 千円が挙げられる。これは人材確保のため人材紹介会社に紹介手数料として支払った金額である。必要な人材を確保することができた一方、現状の事業規模において当該金額は1回の利用（発生）で事業収益の2%を占めるほどの影響があった。

❸訪問スタッフ1人当たりの訪問件数の減少

「決算書以外の参考データ」の No.（7）からもわかるとおり、訪問スタッフ1人あたりの訪問件数が減少した。月間ベースでは 83.3 件→78.9 件（−4.4 件）、年間ベースでは 1,000.0 件→947.1 件（−52.9 件）と 5.3% 減少している。これは、新規採用スタッフを雇用したが、前期ほどの訪問件数（あるいは利用者数）の伸びに達しなかったためと考えられる。

（イ）の解答例

> ❶新規利用者獲得のためにより積極的な活動を展開する
>
> 　人材も充実してきたため、新規利用者獲得をねらい居宅介護支援事業所や近隣のクリニック・病院等に、より積極的なはたらきかけを行う。具体的には、新規利用者を毎月10人獲得することを目標とする。
>
> ❷人材紹介会社に頼らない採用活動
>
> 　現状の経営状況からは紹介手数料を支払う経営的余裕はないため、知人に声をかけたり、SNS等の活用等により採用費を抑えつつ、訪問スタッフを2人採用する。
>
> ❸管理者の訪問件数を減らしつつ、事業規模拡大をはかる
>
> 　❶❷により、事業収益（売上規模）の拡大、人材の充実と同時に管理者業務の充実をはかる。まずは管理者の訪問件数を月50件程度に抑えても前年利益と同水準が確保できるような組織体制・収益構造の構築をはかる。

　そしてまた本書1章の「予算実績管理」や「事業所規模に応じた運営面の留意点」などを踏まえつつ、経営管理は日々続いていきます。

＊＊＊

　本稿においては、数字に苦手意識のある方でも読めるよう、基本的な視点に重きを置いて決算書の問題を制作しました。実際の決算書はもう少し複雑で読みにくいかもしれませんが、基本的理解は本稿で充足すると思いますし、何より「何がわからないかがわからない」状態からは脱却できるのではないでしょうか。

　また、訪問単価等の決算書では扱わない追加データ等があったことからも、決算書でわかることは限られています。一方で、決算書だけでも「ここまでのことはわかるんだ」という点も理解してもらえたのではないかと思います。

　今後はぜひ自法人の決算書の読み解きに挑戦してください。

3　損益計算書を分析してみよう

　本章のまとめとして、実際の訪問看護ステーションの決算書を例に分析を行います。

　決算書には一般に、決算日時点の財務状況を表す貸借対照表と、1年間の経営成績を表す損益計算書とがあります。本稿では損益計算書を扱い、さらに訪問看護事業の収支状況を判断するための基本的な要素である売上高・人件費・営業利益に絞って解説します。

　本稿の作成に当たり、4カ所の事業所より過去の決算書のご提供を受けました。ご協力いただきました事業所に心より感謝申し上げます。

経営分析の手順

　自ステーションの決算書を分析する目的は、一言で言えば「経営判断をするため」です。売上高は目標に到達しているか、人件費のコントロールは適正か、利益率は前期と比較して改善しているかなどを把握して、次年度の売上目標の設定や人事評価への反映、新規事業の検討などに生かします。

　損益計算書を分析する際の手順とそのポイントを紹介します[*1]。

*1
分析にはExcelなどの表計算ソフトを用いることを想定しています。

［手順1］3期（または2期）分の損益計算書を並べる

　1期分の損益計算書でも人件費比率や黒字・赤字などはわかるので、ある程度の分析はできますが、前年度などの比較対象があると、年度単位での優劣の判断が可能となります。3期（または2期）分の損益計算書を並べて時系列を踏まえて検討することで、前年度と比較した際の改善点や課題点を抽出しやすくなります。

［手順2］数字を検討しやすい状態に加工し、比率を算出する

　損益計算書は1円単位で表示されていることが一般的ですが、これを省略・四捨五入などで千円単位にすることで、数字は格段に見やすくなります。例えば「1,234,567円→1,234千円」[*2]などです。売上規模にもよりますが、多くのステーションでは千円未満の数字は経営全体に対する影響度は小さいため、省略しても経営判断には影響がありません。

　次に、売上高を100％とした際の各金額の比率を算出します。これにより費用の構成比がわかります。人件費には、一般的に給与・賞与・法定福利費・退

*2
この場合も「せんにひゃくさんじゅうよんせんえん」ではなく、通常の数え方と同様に「ひゃくにじゅうさんまんよんせんえん」と読みます。

表1 | ケース1　損益計算書・売上高比率・前期比較

項目	損益計算書（単位：千円）			売上高比率		
	2017年度	2018年度	2019年度	2017年度	2018年度	2019年度
売上高	138,752	156,251	167,221	100.0%	100.0%	100.0%
人件費合計	104,873	123,055	129,671	75.6%	78.8%	77.5%
材料費	216	74	53	0.2%	0.0%	0.0%
委託費	303			0.2%	0.0%	0.0%
消耗品費	1,343	2,467	1,494	1.0%	1.6%	0.9%
水道光熱費	418	391	404	0.3%	0.3%	0.2%
広告宣伝費	220	235	86	0.2%	0.2%	0.1%
接待交際費	170	638	657	0.1%	0.4%	0.4%
租税公課	65	31	424	0.0%	0.0%	0.3%
研究研修費	989	1,947	736	0.7%	1.2%	0.4%
通信交通費	2,729	3,919	4,483	2.0%	2.5%	2.7%
その他経費	3,857	4,044	3,243	2.8%	2.6%	1.9%
減価償却費	500	540	1,987	0.4%	0.3%	1.2%
賃貸料・地代	4,783	5,146	5,337	3.4%	3.3%	3.2%
修繕費・その他設備費	1,901	2,465	1,842	1.4%	1.6%	1.1%
その他経費計（人件費以外）	17,494	21,897	20,746	12.6%	14.0%	12.4%
営業利益	16,385	11,299	16,804	11.8%	7.2%	10.0%

職金などが含まれます。その上で、前期・前々期との増減比を算出します。余裕があればグラフなども作成すると視覚的にわかりやすいでしょう。

［手順3］作成した表から課題点を検討する（金額と比率の双方に着目する）

　損益計算書で特に重要なのは「売上高」「人件費」「営業利益」の3項目です。

　売上高は、事業の成果をはかる基本的な指標であり、事業全体のボリュームも示します。企業の成長は基本的に売上高によって測定されます。人件費の支払いや借入金の返済原資はすべて売上高が源泉であるため、目標設定はもちろん、毎月の推移のチェックも不可欠です。

　人件費は、訪問看護ステーションにおいて、売上高に対して最も大きな比率を占めます。「令和5年度介護事業経営実態調査結果」（以下：実態調査）[1] でも、訪問看護事業における人件費[*3] は売上高に対して74.6％と非常に高い割合に上っています。適正な利益を確保するには、売上高に占める人件費の割合を定期的に検討することが必要です。

　営業利益は、売上高から人件費およびその他経費を差し引いた金額で、訪問看護事業が儲かっているかどうかを示します。「売上高＜人件費＋その他経費」となれば、営業損失、すなわち赤字の状態です。営業利益と似た言葉に「経常利益」があります。これは営業利益から本業以外による収益（助成金など）や費用（借入金の利息など）を加減した結果の利益です。

　経営分析では、以上の3項目に着目しつつ、そのほかに目立つ数字があればさらに詳細な検討を行います。なお、表・グラフは小数点以下の端数処理により、最終数値が一致しない箇所があります。ご了承ください。

*3
同調査中では"給与費"と表記

項目	2018年度(B)	2019年度(A)	(A)-(B)	(A)/(B)
		前期比較		
売上高	156,251	167,221	10,970	107.0%
人件費合計	123,055	129,671	6,616	105.4%
材料費	74	53	−21	71.6%
委託費				
消耗品費	2,467	1,494	−973	60.6%
水道光熱費	391	404	13	103.3%
広告宣伝費	235	86	−149	36.6%
接待交際費	638	657	19	103.0%
租税公課	31	424	393	1367.7%
研究研修費	1,947	736	−1,211	37.8%
通信交通費	3,919	4,483	564	114.4%
その他経費	4,044	3,243	−801	80.2%
減価償却費	540	1,987	1,447	368.0%
賃貸料・地代	5,146	5,337	191	103.7%
修繕費・その他設備費	2,465	1,842	−623	74.7%
その他経費計(人件費以外)	21,897	20,746	−1,151	94.7%
営業利益	11,299	16,804	5,505	148.7%

ケース1：A訪問看護ステーション

A訪問看護ステーションからは損益計算書のみならず、人員に関するものなどの詳細な資料を提供いただいたため、損益計算書から派生する内容についても併せて記載します。

事業所の特徴

- 訪問看護事業以外の事業も展開（訪問看護事業のみの損益を抽出して分析）
- 部門別計算を採用（費用の一部は売上高等に基づく費用案分を実施）
- スタッフは看護師が8割以上で、リハビリテーション専門職は1割以下
- 常勤スタッフが8割以上で、非常勤スタッフは1割以下
- 採用は口コミ等が中心で紹介会社の利用はない（紹介手数料なし）
- 医療保険：介護保険 = 6：4、全体の平均訪問単価は9,000円前後
- 主な手当：オンコール手当・役職手当・休日出勤手当など

損益計算書の検討

2017～2019年度の損益計算書および前期比較は表1のとおりです。

まずは直前期である2019年度から確認します。2019年度は売上高167,221千円に対して人件費129,671千円、営業利益16,804千円で営業利益が黒字だったことがわかります[*1]。

同年度の比率を見ると、人件費率77.5％と約8割、営業利益率は10.0％です。実態調査では訪問看護事業の利益率は5.9％[1]ですが、筆者の経験では、経営

[*1] 本稿では最終損益は割愛しますが、最終損益である税引後当期純利益も黒字となっています。

表2 | ケース1 その他経費の分析

項目	損益計算書（単位：千円）			売上高比率			金額的重要性
	2017年度	2018年度	2019年度	2017年度	2018年度	2019年度	
売上高	138,752	156,251	167,221	100.0%	100.0%	100.0%	
材料費	216	74	53	0.2%	0.0%	0.0%	売上高に対する比率が極めて
委託費	303			0.2%	0.0%	0.0%	売上高に対する比率が極めて
消耗品費	1,343	2,467	1,494	1.0%	1.6%	0.9%	売上高に対する比率がやや高
水道光熱費	418	391	404	0.3%	0.3%	0.2%	売上高に対する比率が極めて
広告宣伝費	220	235	86	0.2%	0.2%	0.1%	売上高に対する比率が極めて
接待交際費	170	638	657	0.1%	0.4%	0.4%	売上高に対する比率が極めて
租税公課	65	31	424	0.0%	0.0%	0.3%	売上高に対する比率が極めて
研究研修費	989	1,947	736	0.7%	1.2%	0.4%	売上高に対する比率が極めて
通信交通費	2,729	3,919	4,483	2.0%	2.5%	2.7%	訪問業務に伴って増加する項
その他経費	3,857	4,044	3,243	2.8%	2.6%	1.9%	売上高に対する比率が高いた
減価償却費	500	540	1,987	0.4%	0.3%	1.2%	2019年度は多額となってい
賃貸料・地代	4,783	5,146	5,337	3.4%	3.3%	3.2%	売上高に対する比率がもっと
修繕費・その他設備費	1,901	2,465	1,842	1.4%	1.6%	1.1%	売上高に対する比率がやや高
その他経費計（人件費以外）	17,494	21,897	20,746	12.6%	14.0%	12.4%	

※「その他」という項目には注意が必要。金額的重要性が大きい内容なら、例えば「修繕費」などの項目で独立掲記すると効果的な場合もある。

の安定しているステーションでは10％前後のところが多い印象です。この点、A訪問看護ステーションの2019年度はよい経営成績であったことがわかります。

次に経年比較を行います。2017～2019年度の3期において、売上高は増加しており、事業として成長を続けていることが推察できます。人件費も3期連続で増加していますが、訪問看護事業の売上の主な源泉はスタッフによる訪問看護であるため、売上高の増加に伴い人件費が増えるのは自然な状況です。

売上高に占める人件費の比率の対前期比から、人員増の効果を推察できます。すなわち、売上高は+10,970千円（107.0％）だったのに対して人件費は+6,616千円（105.4％）であり、人件費の増加（人材投資）以上に売上高を上げたという結果が読み取れます（実際に、訪問回数も毎年度5～10％程度増加しています）。

また、その他経費については事前に研修計画を予算化するなどの取り組みがなされており、前期より減少しています。その他経費の割合は、合計で全体の12％ほどなので、人件費に比べて分析すべき重要性は劣ります。効率性の観点からは、金額・比率に着目し、表2のように分析するとよいでしょう。

最後に、営業利益は前期比+5,505千円（148.7％）の16,804千円と大きく躍進しています。A訪問看護ステーションの直近3期の経営成績は毎期売上高が増加しており、一方で人件費やその他経費は適切に管理されているため、堅実な利益が確保され、経営成績は大変に優良といえます（図1）。

（売上比1%程度を基準に考える）	経年分析（詳細な分析をするための判断）	詳細な分析有無の検討
低いため分析の重要性は乏しいと判断する	毎年の発生金額に大きな変化は見られない	―（特に分析をしない）
低いため分析の重要性は乏しいと判断する	会計方針の変更で勘定科目を不使用とした	―
いため、必要に応じて内容を確認する	2019年度が特に多額のため、購入内容を確認する	経理担当者に内容を確認する
低いため分析の重要性は乏しいと判断する	毎年の発生金額に大きな変化は見られない	―
低いため分析の重要性は乏しいと判断する	毎年の発生金額に大きな変化は見られない	―
低いため分析の重要性は乏しいと判断する	毎年の発生金額に大きな変化は見られない	―（経営者以外が多額に使用している場合のみ要確認）
低いため分析の重要性は乏しいと判断する	毎年の発生金額に大きな変化は見られない	―
低いため分析の重要性は乏しいと判断する	毎年の発生金額に大きな変化は見られない	経理担当者に内容を確認する
目であり、多額になりやすく注意が必要	毎年金額、比率ともに上昇しているため、原因を検討する	適正額について検討する（人件費に近い取扱い）
め、内容を確認する必要がある	売上高に連動せず変動しているため、確認が必要	「その他」の金額が大きいため、経理担当者に確認する
る。（設備投資によるものと原因は判明済）	―	―（原因がわかっているため）
も高い	毎年金額の変動が少ないため、固定費の要素が強い	―（賃貸契約状況等を把握していることが前提）
いため、内容を確認する必要がある	売上高に連動せず変動しているため、確認が必要	「その他」の金額が大きいため、経理担当者に確認する

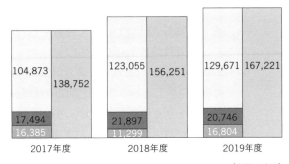

■営業利益　■その他経費　□人件費　■売上高

（単位：千円）

図1 | ケース1　3期比較

ケース2：B訪問看護ステーション

　　B訪問看護ステーションは看護師常勤換算数約3人、管理者以外は非常勤スタッフで構成されています。2019年度からは新たに医療・介護以外の事業も展開しています。別事業を展開している場合は、訪問看護事業の収益性を検討する上で、これを控除して検討します（表3・図2）。

　　別事業控除後の2019年度の収支状況を見ます。売上高19,491千円に対して

表3 | ケース2 損益計算書・売上高比率・前期比較

【別事業含む】	損益計算書（単位：千円）			売上高比率		
項目	2017年度	2018年度	2019年度	2017年度	2018年度	2019年度
［売上高］						
訪問看護事業収益	17,027	18,157	19,491	100.0%	100.0%	81.1%
その他の事業収入	0	0	4,539	0.0%	0.0%	18.9%
売上高合計（①）	17,027	18,157	24,031	100.0%	100.0%	100.0%
［販売管理費］						
人件費	10,437	12,148	11,853	61.3%	66.9%	49.3%
その他経費（訪問看護分）	4,260	6,071	6,206	25.0%	33.4%	25.8%
その他経費（別事業分）	0	0	5,958	0.0%	0.0%	24.8%
販売管理費計（②）	14,698	18,219	24,017	86.3%	100.3%	99.9%
営業損益金額（①−②）	2,330	− 63	14	13.7%	−0.3%	0.1%

【別事業控除後】						
項目	2017年度	2018年度	2019年度	2017年度	2018年度	2019年度
［売上高］						
訪問看護事業収益	17,027	18,157	19,491	100.0%	100.0%	100.0%
売上高合計（①）	17,027	18,157	19,491	100.0%	100.0%	100.0%
［販売管理費］				0.0%	0.0%	0.0%
人件費	10,437	12,148	11,853	61.3%	66.9%	60.8%
その他経費（訪問看護分）	4,260	6,071	6,206	25.0%	33.4%	31.8%
販売管理費計（②）	14,698	18,219	18,059	86.3%	100.3%	92.7%
営業損益金額（①−②）	2,330	− 63	1,432	13.7%	−0.3%	7.3%

人件費 11,853 千円（60.8％）、人件費を含む販売管理費は 18,059 千円（92.7％）のため、差引利益は 1,432 千円（7.3％）です。ここでは、人件費率が非常に低い点が気になります。これは管理者以外が非常勤であるため、勤務状況等によっては賞与が発生しなかったり社会保険料等が相対的に低く抑えられたりしている可能性があります。もっとも、その他の経費は多く、利益率は 7.3％ となっています。利益率は 5 ～ 10％ が実現的かつ持続可能な事業のために必要な割合だといえます。特に小規模な訪問看護ステーションでは、大規模ステーションと同様の効率的な訪問回数の維持や加算の算定には限界があるので、5％程度の利益率を確保できれば十分かと思います。この点、B 訪問看護ステーションは 7.3％の利益率を確保しており、優秀だといえます。

　前年度との比較においても赤字だった 2018 年度から 2019 年度は黒字となっています。その他事業を加えた法人全体を見ても黒字化を実現しています。特に 3 期連続で増収となっている点は活動の成果として高く評価できます（図3）。一方で、その他事業は、2019 年度は利益率を圧迫する結果となっているため、今後の改善が期待されます。また、将来的に常勤スタッフを増やしていけば、賞与や社会保険料負担が増加し人件費が上がると予想されます。そのときには一時的に利益率が低下するため、採用計画は慎重に検討する必要があります。

　売上は毎期増収なので、今後、人件費やその他経費の適正な管理により利益額の増加（増益）を実現し、経営の安定化をはかることが重要となるでしょう。

			前期比較			
項目	2018年度(B)	2019年度(A)	(A)−(B)	(A／B)	2018年度	2019年度
[売上高]						
訪問看護事業収益	18,157	19,491	1,335	107.4%	100.0%	81.1%
その他の事業収入	0	4,539	4,539		0.0%	18.9%
売上高合計(①)	18,157	24,031	5,874	132.4%	100.0%	100.0%
[販売管理費]						
人件費	12,148	11,853	− 295	97.6%	66.9%	49.3%
その他経費(訪問看護分)	6,071	6,206			33.4%	25.8%
その他経費(上記以外)	0	5,958	5,958		0.0%	24.8%
販売管理費計(②)	18,219	24,017	5,797	131.8%	100.3%	99.9%
営業損益金額(①−②)	− 63	14	77	−	− 0.3%	0.1%

項目	2018年度(B)	2019年度(A)	(A)−(B)	(A／B)	2018年度	2019年度
[売上高]						
訪問看護事業収益	18,157	19,491	1,335	107.4%	100.0%	81.1%
売上高合計(①)	18,157	19,491	1,335	107.4%	0.0%	18.9%
[販売管理費]					100.0%	100.0%
人件費	12,148	11,853	− 295	97.6%		
その他経費(訪問看護分)	6,071	6,206			66.9%	49.3%
販売管理費計(②)	18,219	18,059	− 160	99.1%	33.4%	25.8%
営業損益金額(①−②)	− 63	1,432	1,495	−	0.0%	24.8%

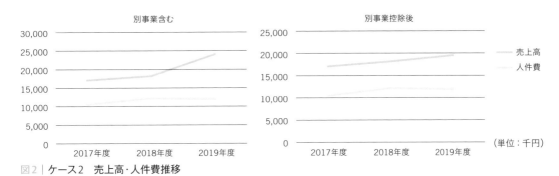

図2 | ケース2 売上高・人件費推移

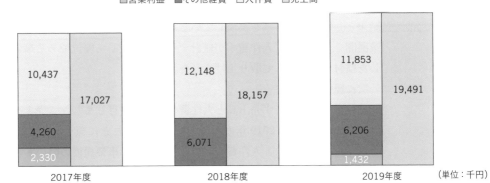

図3 | ケース2 3期比較

項目	損益計算書（単位：千円）			売上高比率		
	2017年度	2018年度	2019年度	2017年度	2018年度	2019年度
［売上高］						
売上高合計（①）	239,220	250,116	212,293	100.0%	100.0%	100.0%
［販売管理費］						
人件費計	152,183	153,580	135,128	63.6%	61.4%	63.7%
販売管理費計（②）	177,352	179,330	152,329	74.1%	71.7%	71.8%
営業損益金額（①－②）	61,868	70,786	59,964	25.9%	28.3%	28.2%

ケース3：C訪問看護ステーション

　　C訪問看護ステーションは多事業展開のため、決算書より訪問看護部門のみを抜き出して資料を提供いただきました。

　　まずは2019年度の単期損益に注目します。売上高212,293千円に対して人件費率135,128千円で人件費率63.7%です（表4）。人件費を含む販売管理費は152,329千円（71.8%）のため、売上高から人件費とその他経費を差し引いた営業利益は59,964千円（28.2%）です。

　　ここで着目したい指標は、人件費率と営業利益率です。実態調査では、前述のとおり人件費率は78.3%、利益率は3.7%でした[1]。これと比較すると、大変優良であることがわかります。一方で人件費率は一般的な指標よりも低いため、部門間の案分等についての定期的な検証が必要かもしれません。

　　この点、例えば売上高の場合、訪問看護以外の売上高が訪問看護部門に計上されている可能性があります。これはレセプトベースで売上高を計上している場合等に起こり得ます。人件費の場合では、多事業展開のため、兼務している看護師の人件費が各事業に正しくに案分されていない可能性が考えられます。按分が不適切だと、部門成績を誤って評価してしまうリスクがあります。

　　もっとも、C訪問看護ステーションのような大型の訪問看護ステーションであれば、機能強化型訪問看護管理療養費Iの算定や安定的な訪問件数の確保などにより、高い収益性を実現することが可能であり、相対的に人件費率が低く、結果として高い利益率を実現していることも十分に考えらます。あくまで多事業展開をしており、人件費率が統計データと比較して優位である事業所に共通した検討テーマとして取り上げました。

　　次に経年比較です（図4・5）。

　　このケースではまず売上高と人件費の推移に着目しました。売上高・人件費とも2018年度から2019年度の減少幅が大きいことに気づきます。これはおそらく売上高の減少と人件費の減少度合いから、事業規模の縮小または変更という経営意思決定をしたと推察されます。

　　売上高は2018年度に比べ2019年度は37,823千円（15.1%）減少し、人件費

		前期比較		
項目	2018年度(B)	2019年度(A)	(A)−(B)	(A／B)
[売上高]				
売上高合計(①)	250,116	212,293	− 37,823	84.9%
[販売管理費]				
人件費計	153,580	135,128	− 18,452	88.0%
販売管理費計(②)	179,330	152,329	− 27,001	84.9%
営業損益金額(①−②)	70,786	59,964	− 10,822	84.7%

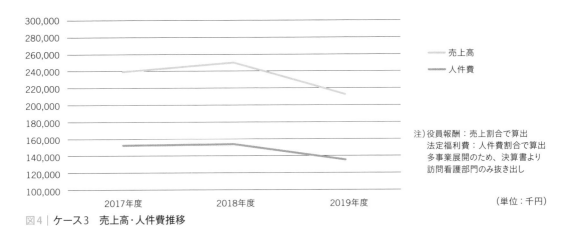

注)役員報酬：売上割合で算出
法定福利費：人件費割合で算出
多事業展開のため、決算書より
訪問看護部門のみ抜き出し

（単位：千円）

図4｜ケース3　売上高・人件費推移

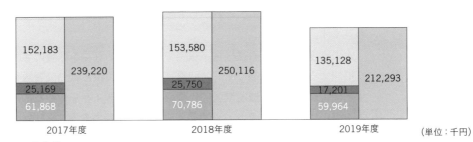

（単位：千円）

図5｜ケース3　3期比較

は 18,452 千円（12.0％）、さらに人件費を含めた販売管理費計は 27,001 千円（15.1％）減少しています。人件費以外の経費では移転等に伴う地代家賃の減少が大きく影響しているとのことです。C 訪問看護ステーションの法人は同一建物を複数事業所として賃借しているため、地代家賃をそれぞれの案分比で分割した結果です。

　これらにより営業利益は 2018 年度に比べ 2019 年度は 10,822 千円（15.3％）減少しましたが、単年度の営業利益「額」としては 59,964 千円の黒字、営業利益率 28.2％ という結果でした。特に注目したいのは営業利益率です。営業利益率は 2018 年度・2019 年度の比較で 28.3％・28.2％ とほぼ同じ結果となって

表5 | ケース4　損益計算書・売上高比率・前期比較

項目	損益計算書（単位：千円）			売上高比率		
	2016年度	2017年度	2018年度	2016年度	2017年度	2018年度
売上高合計（①）	174,394	187,525	209,549	100.0%	100.0%	100.0%
［販売管理費］				0.0%	0.0%	0.0%
人件費計	103,158	110,508	130,955	59.2%	58.9%	62.5%
旅費交通費	1,242	1,340	1,309	0.7%	0.7%	0.6%
通信費	1,176	1,194	1,304	0.7%	0.6%	0.6%
地代家賃	5,700	6,724	6,004	3.3%	3.6%	2.9%
リース料	673	820	1,672	0.4%	0.4%	0.8%
減価償却費	0	87	518	0.0%	0.0%	0.2%
その他経費（上記以外）	45,600	37,174	37,592	26.1%	19.8%	17.9%
販売管理費計（②）	157,550	157,846	179,355	90.3%	84.2%	85.6%
営業損益金額（①－②）	16,844	29,679	30,195	9.7%	15.8%	14.4%

います。つまり、売上高減少の影響により営業利益額は前年度より 10,822 千円減少しましたが、人件費やその他経費も同様に減少したため、営業利益率は2018 年度・2019 年度で同水準の黒字を維持できたこととなります。おそらく売上高の減少を見込んで人件費やその他経費を同水準削減し、前年度と同水準の利益率（黒字水準）を確保する戦略をはかったのではないかと推察します。

　いずれにしても C 訪問看護ステーションの経営状況は非常に好調といえます。売上高は 200,000 千円を超え、毎年 50,000 千円以上の営業利益を得ているという規模から、地域ナンバーワンの売上高と利益額ではないでしょうか。この営業利益を原資に、これからも多くの在宅事業を展開されていくものと思われます。

　このように、訪問看護経営が順調であればその利益を原資にさまざまな事業を展開することが可能です。訪問看護の経営者の中には訪問看護事業のみならず、例えば小規模多機能型居宅介護や放課後等デイサービスなどに関心のある人も多いでしょう。そうした事業を通じて「理想の看護」を自分の手で実現するためには、C 訪問看護ステーションのようにしっかりと利益を出すことがとても重要です。

ケース 4：D 訪問看護ステーション

　D 訪問看護ステーションも多事業を展開しているため、訪問看護部門の損益計算書を提供いただきました（表5）。また、複数の訪問看護ステーションを展開している点も特徴です。

　D 訪問看護ステーションは3期続けて増収増益を実現しています（図6・7）。グラフは右肩上がりで、大変優秀な経営成績であることがわかります。

　ここで少し細かいですが、グラフの傾きに注目すると、興味深いことが見てとれます。

前期比較				
項目	2017年度（B）	2018年度（A）	（A）−（B）	（A／B）
売上高合計（①）	187,525	209,549	22,024	111.7%
［販売管理費］				
人件費計	110,508	130,955	20,447	118.5%
旅費交通費	1,340	1,309	−31	97.7%
通信費	1,194	1,304	110	109.2%
地代家賃	6,724	6,004	−720	89.3%
リース料	820	1,672	852	203.9%
減価償却費	87	518	431	592.9%
その他経費（上記以外）	37,174	37,592	419	101.1%
販売管理費計（②）	157,846	179,355	21,508	113.6%
営業損益金額（①−②）	29,679	30,195	516	101.7%

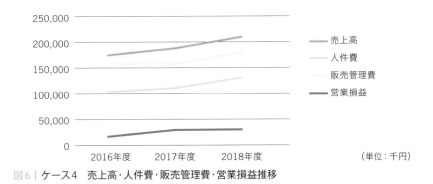

図6｜ケース4　売上高・人件費・販売管理費・営業損益推移

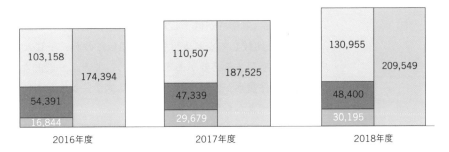

図7｜ケース4　3期比較

　特に2017年度と2018年後の傾きについて、売上高よりも人件費のほうが伸び率（傾き）が大きいことがわかります。数値上では、売上高111.7%に対して人件費率は118.5%と6.8ポイント高い結果となっています。反対に、売上高の伸びに対して営業利益の伸び率（傾き）は緩やかです。売上高111.7%に対

して営業利益率は101.7％と10.0ポイント低くなっています。これは売上の増加幅以上に人件費の増加幅が大きく、その分、営業利益（利益率）が減少したと考えられます。

　この結果が示唆するのは、金額的な成果に着目すると直近の2018年度が売上高209,549千円、営業利益30,195千円と最もよい結果でしたが、効率性（利益率）という観点からは2017年度の営業利益率15.8％が最も優れていたということです。

　では、D訪問看護ステーションの経営状況は2017年度と2018年度のどちらがより優れていたといえるのでしょうか。利益額という「量」を基準に考えれば、2018年度のほうがよい成績です。一方で利益率という「効率性」を考えれば2017年度のほうがよい結果です。

　経営を考える際には、この量と効率性のどちらを重視すべきでしょうか。

　答えは、量の利益額です。つまり、2018年度のほうがより優良であり、過去3年で利益額が増え続けているのは直近3年間の経営が大変優れていたことを示しています。

　利益率よりも利益額を重視する理由は、利益率自体がいくら高くても金額が小さければ事業としての成長選択肢は広がらないためです。極端な例ですが、営業利益率50％で営業利益額10千円より、営業利益率5％で営業利益額10,000千円のほうが追加投資や新規事業などの選択肢が増えますし、内部留保も厚くなり財務体質は強化されます。

　このように、経営の適正性や効率性を見極めるための指標として比率は有効ですが、法人の成長や経営体力の強化を考えると、重要な判断基準は量的な数値です。そのため、D訪問看護ステーションにとってこの3期はとてもよい結果だったといえます。

　ただし、3期にわたって増収増益を実現しているからといって課題がないわけではありません（そもそも経営課題のない法人は存在しません）。D訪問看護ステーションの場合、効率性が低下した主な要因は人件費率の上昇だと思われるため、2017年度と比較してなぜ人件費が増加したのか、予算と比較して差異は生じたかなどを検討する必要があるでしょう。また、一般的な訪問看護ステーションよりも人件費率がかなり低いため、Cステーションと同様に、案分などについて検討すべきかもしれません。

　とはいえ、直近3期においては理想的な成長カーブを描いており、見事な経営管理をされています。

引用文献
1）厚生労働省：令和5年度介護事業経営実態調査結果　各サービス別総括表，第6表　訪問看護.
　　https://www.mhlw.go.jp/toukei/saikin/hw/kaigo/jittai23/dl/r05_kekka.pdf［2023.12.13確認］

3章

訪問看護ステーションの
事業承継

訪問看護ステーションの
事業承継の流れと留意点

　日本企業の 99.7 ％は中小企業です[1]。看護師が社長（経営者）となり株式会社等を設立して立ち上げた訪問看護ステーションの多くも、中小企業（例えば従業員数 100 人未満等の規模）に該当するでしょう。

　帝国データバンクの「全国『社長年齢』分析調査（2021 年）」[2]によると、2021年の社長の平均年齢は 60.3 歳（前年比 + 0.2 歳）で、調査を開始した 1990 年（54.0歳）以降、右肩上がりの状況が続き、31 年連続で過去最高を更新しています。一方、社長交代率は 3.92 ％（1990 年は 4.58 ％）と低水準の状態が続いており、事業承継や世代交代が進んでいないことが推察されます。このような傾向は、訪問看護ステーションにおいても同様と思われます。

　上記のデータからわかるように、事業承継は全国的な課題です。事業承継がスムーズに進まなければ日本の事業は衰退し、ひいては日本経済にも大きなダメージを与えることになります。そこで国はさまざまな施策を用意し、事業承継を強力にバックアップしています。本稿では、そうした国の施策も紹介しながら訪問看護ステーションの事業承継について解説します。

　なお本稿では、法人形態として一般的と考えられる株式会社を想定しています。そのため合同会社や一般社団法人等では、制度上異なる部分もあります。また、実際の事業承継関連の制度や対策等は複合的かつ多岐にわたります。さらに営利法人なのか非営利法人なのか、それぞれの法人格によって制度が異なるものも少なくありません。そのため、本稿で紹介した対応策等が当てはまらない事例も多くあることをご承知おきください[※1]。

事業承継で最も重要なのは「後継者問題」

　事業承継では、後継者教育などを進めながら経営権を引き継ぐ「人（経営）」、自社株式・事業用資産、債権や債務などの「資産」、経営理念や取引先との人脈、技術・技能といった「知的資産」の承継を、計画的かつ着実に進める必要があります（図 1）[3]。

　このように、事業承継の構成要素はさまざまですが、土地や建物等の固定資産を多額に有する訪問看護ステーションは少数です。すなわち、訪問看護ステーションの事業承継において最も重要な要素は、誰がトップとなってスタッフ等を取りまとめて事業を承継するのかという「後継者問題」といえるでしょう。

　事業承継における後継者候補を大きく分けると次の 3 パターンになります。

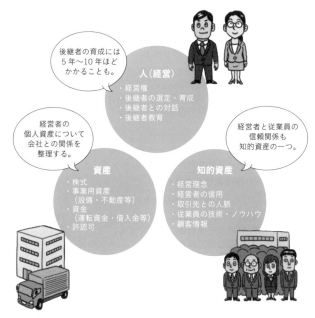

図1｜事業承継の構成要素
〈出典〉中小企業庁：経営者のための事業承継マニュアル, p.6, 2017.

①親族内承継（子ども等）
②従業員等への承継（訪問看護ステーションの管理者等）
③ M&A^{*2}（第三者への経営権の譲渡等）

*2
M&A：「Mergers（合併）and Acquisitions（買収）」の略称であるが、わが国では、広く、会社法の定める組織再編（合併や会社分割）に加え、株式譲渡や事業譲渡を含む、各種手法による事業の引き継ぎ（譲り渡し・譲り受け）をいう⁴⁾。

　後継者の選定に当たっては、一般的に①親族、②従業員、③第三者の順で考えていくことが多いと思います。中小企業白書によると、中小企業の後継者不在率は 2017 年の 66.5％をピークに近年は微減傾向にあり、2020 年は 65.1％⁵⁾です。また、「後継者あり」と回答した中小企業における承継方法は「同族継承」67.4％、「内部昇進」17.2％、「外部招聘」14.9％でした⁶⁾。①～③のメリット・デメリットは表 1⁷⁾のとおりです。①親族内承継のメリットは、関係者から心情的に受け入れられやすいことです。「社長の意思を引き継いでいる」と理解され、円滑に事業承継が進む印象があります。一方で、②従業員等への承継は、経営が順調な場合、法人の株価が高額となって株式買取費用が数千万円から数億円となるケースもあり、後継者候補の資金力不足が最大のネックとなります。そして、このような高額な株価となっても承継が可能なのが、③ M&A といえるでしょう。ただし、親族や従業員等への株式の贈与等については、後述する特例を活用できる場合があります。

　次に、この 3 つのパターンについて詳しく解説します。

親族内承継

　親族内承継（主に息子・娘）において重要なポイントは、後継者教育と株式の承継です。

表1 | 「親族内承継」「従業員等への承継」「M&A」それぞれのメリット・デメリット

① 親族内承継

メリット	デメリット
❶一般的に、内外の関係者から心情的に受け入れられやすい。 ❷後継者を早期に決定し、後継者教育等のための長期の準備期間を確保することも可能。 ❸相続等により財産や株式を後継者に移転できるため、所有と経営の分離を回避できる可能性が高い。	❶親族内に、経営の資質と意欲を併せ持つ後継者候補がいるとは限らない。 ❷相続人が複数いる場合、後継者の決定・経営権の集中が難しい。（後継者以外の相続人への配慮が必要）

② 従業員等への承継

メリット	デメリット
❶親族内だけでなく、会社の内外から広く候補者を求めることができる。 ❷特に社内で長期間勤務している従業員に承継する場合は、経営の一体性を保ちやすい。	❶親族内承継の場合以上に、後継者候補が経営への強い意志を有していることが重要となるが、適任者がいないおそれがある。 ❷後継者候補に株式取得等の資金力が無い場合が多い。 ❸個人債務保証の引き継ぎ等に問題が多い。

③ M&A

メリット	デメリット
❶身近に後継者に適任な者がいない場合でも、広く候補者を外部に求めることができる。 ❷現経営者が会社売却の利益を獲得できる。	❶希望の条件（従業員の雇用、価格等）を満たす買い手を見つけるのが困難である。 ❷経営の一体性を保つのが困難である。

〈出典〉中小企業庁：事業継承ガイドライン20問20答を基に筆者作成.

1. 後継者教育

　後継者については、自ステーションで数年程度、実務経験を積ませた後に、看護師であれば管理者として、そうでなければ事務長など責任ある地位を任せることになるかと思います。実務経験を積む際は、経営者から直接指導を受けられる補佐的なポジションなら経営感覚を身につけられることが期待できます。また、法人役員等として実績を重ねれば、法人内外での受け入れの土壌が形成されていきます。

2. 株式の承継

　一方、株式の承継についてはイメージしづらいかもしれません。株式会社という組織の最高意思決定機関は株主総会です。その株主総会の構成員は自社株式を保有する株主です（法人の所有者は株主といわれる）。つまり、後継者を管理者や代表取締役等の役員にしたくても、後継者が株式を承継できなければ、実質的には事業承継したとは言い難い現実があります。

　このように、所有者（株主）と経営者（役員）は異なり、原則として別主体として考えなければなりません（所有と経営の分離）。しかし、多くの中小企業では役員が自社株式を保有しており、所有者と経営者が同一の場合がほとんどです。

　後継者に株式を譲る際には、株式の価値を明らかにします（図2）[8]。簿価純資産額[*3]から株式価値を簡易的に把握することもできますが、株式評価は専

＊3
決算書類の貸借対照表にある純資産額

●株式評価方法は1つではなく、3つの考え方（=アプローチ）があります ●それぞれの特徴を捉えながら、場面に応じて適切な手法を選ぶことが重要です			
	①インカムアプローチ	②マーケットアプローチ	③コストアプローチ
株価算定の基準	今後会社が生み出すお金	同業他社や市場の先例	会社の今の純資産
イメージ	1年後・10年後の 利益はいくらだろう？	同業他社の株価は どれくらいだろう？	会社は今、どれくらいの 資産があるだろう？
特徴 ○	将来の業績を株価に反映できる手法であり、今後成長が見込まれる企業には適す。	過去の事例を基準にするため、客観性が高く、当事者の納得感が得られやすい。	現在の会社の決算書（純資産）を元に算出する手法であり、当事者の理解がしやすい。
特徴 ×	将来の業績は事業計画書をもとに推測されるため、楽観的観測や恣意によって株価が大きく左右するリスクがある。	同業他社の類似した取引事例や適切な類似業種が見つからないケースでは、使えない、または違和感のある算出結果となるケースもある。	直近の貸借対照表の数値を元に算出され、将来の業績（損益）は考慮されないため、今後成長が見込まれる企業には適さない。
ポイント 👉	・相続税の算出等を除き、相対での株式の売買においては、算出の方法に法律等による定めは無く、 　最終的には両者の合意によってきまります。 ・これらの算出方法は、その協議を進める上での合理的な価格算出で使用されるものであり、最 　終的な価格はこの算出方法通りの価格とはならない場合も多く存在します。		

図2｜株式評価方法
〈出典〉経済産業省：エクイティ・ファイナンスに関する基礎知識　第二章, p.5.（一部改変）

門的な知識が必要なため顧問税理士等に相談したほうがよいでしょう。

3. 株式価値と税金の関係——譲渡と贈与

　株価が安価な場合は、後継者への譲渡で大きな問題は生じません。しかし、長年にわたり経営が安定していた法人では、株価が数千万円や数億円となっているケースも珍しくありません。その場合、後継者には多額の資金が必要となります。かといって後継者に贈与（タダで株式を譲る）すると多額の贈与税が発生し、時価よりも著しい低価で株式の譲渡等を行うと、やはり多額の税金が発生する恐れがあります。

　これらは、事業承継がスムーズに進まない要因の１つです。また、経営者が亡くなった場合の相続についても、遺留分*⁴に関する民法上の対応等が必要となるケースがあります。

*4
一定の相続人に対して、遺言によっても奪うことのできない遺産の一定割合の留保分

　そこで国は、「経営承継円滑化法」（図3）⁹⁾によって制度上の支援を行っています。特に「法人版事業承継税制」（図4）¹⁰⁾には、贈与税・相続税の猶予または免除規定があり、非常に大きな恩恵を受けることができます。ただし、この制度には厳格な要件等があるため、活用に当たっては「経営承継円滑化法申請マニュアル」¹¹⁾等を熟読の上、専門家と慎重に検討する必要があります。また、これらの制度や補助金は年度ごとに変更するため、中小企業庁のホームページ等を適宜確認することをおすすめします。本稿では、詳細は割愛しますが、後継者の要件には「会社の代表権を有していること」「役員就任から３年以上経過していること」等があります¹²⁾。これらから事業承継には十分な準備が必要で

事業承継に伴う税負担の軽減や民法上の遺留分への対応をはじめとする事業承継円滑化のための総合的支援策を講ずる「中小企業における経営の承継の円滑化に関する法律」が平成20年5月に成立。

1. 事業承継税網
◇事業承継に伴う税負担を軽減する特例を措置
①非上場株式等に係る贈与税・相続税の納税猶予制度
都道府県知事の認定を受けた非上場中小企業の株式等の贈与又は相続等に係る贈与税・相続税の納税を猶予又は免除
②個人の事業用資産に係る贈与税・相続税の納税猶予制度
都道府県知事の認定を受けた個人事業主の事業用資産の贈与又は相続等に係る贈与税・相続税の納税を猶予又は免除

4. 所在不明株主に関する会社法の特例
◇都道府県知事の認定を受けること及び所要の手続を経ることを前提に、所在不明株主からの株式買取り等に要する期間を短縮する特例を新設【令和3年8月施行】
• 会社法上、株式会社は、株主に対して行う通知等が「5年」以上継続して到達しない等の場合、当該株主（所在不明株主）の有する株式の買取り等の手続が可能
• 本特例によりこの「5年」を「1年」に短縮

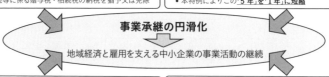

事業承継の円滑化

地域経済と雇用を支える中小企業の事業活動の継続

2. 遺留分に関する民法の特例
◇後継者が、遺留分権利者全員との合意及び所要の手続を経ることを前提に、遺留分に関する以下の特例を措置
①生前贈与株式等・事業用資産の価額を除外（除外合意）
生前贈与した株式等（※会社）・事業用資産（※個人事業）の価額が、遺留分を算定するための財産の価額から除外されるため、相続後の遺留分侵害額請求を未然に防止
②生前贈与株式等の評価額を予め固定（固定合意）
後継者の貢献による株式等価値の上昇分が、遺留分を算定するための財産の価額に含まれないため、後継者の経営意欲を阻害しない（※個人事業は利用不可）

3. 金融支援
◇事業承継の際に必要となる資金について、都道府県知事の認定を受けることを前提に、融資と信用保証の特例を措置
①株式会社日本政策金融公庫法及び沖縄振興開発金融公庫法の特例（融資）
対象：中小企業者及びその代表者（※）、事業を営んでいない個人
②中小企業信用保険法の特例（信用保証）
対象：中小企業者及びその代表者（※）、事業を営んでいない個人
※中小企業者［会社］の代表者
⇒ 事業承継に伴う幅広い資金ニーズに対応
（M&Aにより他社の株式や事業用資産を買い取るための貸金等も含む）

図3 | 経営承継円滑化法の概要
〈出典〉中小企業庁：経営承継円滑化法申請マニュアル, p.1.

○法人版事業承継税制は、後継者である受贈者・相続人等が、円滑化法の認定を受けている非上場会社の株式等を贈与又は相続等により取得した場合において、その非上場株式等に係る贈与税・相続税について、一定の要件のもと、その納税を猶予し、後継者の死亡等により、納税が猶予されている贈与税・相続税の納付が免除される制度です。

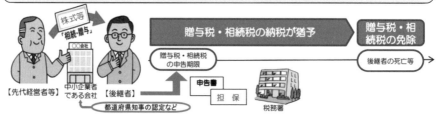

図4 | 法人版事業承継税制とは
〈出典〉税務署：非上場株式等についての贈与税・相続税の納税猶予・免除（法人版事業承継税制）のあらまし, p.1.

あることがわかると思います。

従業員等への承継

　　従業員等への承継のメリットは、「経営理念が共有できている」「実務がよくわかっているため運営の引き継ぎがスムーズである」といった点が挙げられます。ただし、従業員等への承継では、親族内の合意をしっかりと得ておくことが重要となります。例えば、従業員とはいえ他人に法人を譲ることに親族が難色を示したり、当初は「継がない」と言っていた子どもが、突然、「承継する」と言い出したりするなど、さまざまなトラブルが生じる可能性があるからです。

なお、M&Aでも同様のトラブルは想定されます。

　従業員等への承継においても、前述の事業承継税制を活用でき、後継者の要件も同様なので事前の準備が必要です。もっとも親族内承継とは異なり、信頼関係があるとはいえ他人である親族外の従業員等に無償で株式を譲る贈与等を選択することには、経営者自身や親族が抵抗を感じるケースが多い印象です。しかし、だからといって株式価値が数千万円もするような場合、従業員等がそのような大金を用意することは現実的には困難と思われます（前述の経営承継円滑化法の金融支援の活用も検討できるが、後継者である従業員等に多額の借入金が発生する）。また、株式の贈与や時価よりも著しく低い価格で譲渡等を行った場合には税金計算上さまざまな問題が発生する恐れがあるのは前述のとおりです。

　そのため、従業員等への承継については、運用面ではメリットが考えられる一方、株式の承継においては課題が多いことがうかがえます。

M&A（第三者への経営権の譲渡等）

1. M&Aのメリット

　親族や従業員等に後継者候補がいない場合には、法人の株式を第三者に売却するM&Aを検討することとなります。M&Aにより法人は第三者の手に渡ることとなりますが、一般的には利用者へのサービスを継続でき、従業員の雇用維持も可能となります。また経営者自身も株式売却によって、（老後）資金を得ることができます（親族や従業員等へ株式を譲渡した場合も同様）。

　民間M&A仲介業者および事業承継・引継ぎ支援センターへのアンケートによると、譲渡価格は「500万円以下」が30％、「1,000〜2,000万円」が18％、「1〜3億」が12％となっています。もっとも、訪問看護ステーションのM&Aに関しては、売上規模等によりますが黒字経営の場合、譲渡価格は数千万円規模のケースが多いように見受けられます。また、長年安定経営を実現している場合には、1億円を超えるケースもあり得るでしょう（図5）[13]。

2. 最初の難関は買い手の選定

　M&Aにおける課題は、買い手の選定と交渉の進め方です。特に買い手を見つけるのは最初の難関です。なぜなら自身が設立した訪問看護ステーションの理念を理解し、サービスの質を維持し、さらに従業員等からの理解も得られるようにこれまでの雇用条件を保証した上で適正な価格で株式を買い取ってくれる、といった希望条件を満たすところを探すことは容易ではないからです。これは、M&Aが「企業同士のお見合い」といわれるゆえんでしょう。

　実際の買い手の選定方法としては、顧問税理士や公的機関の事業承継・引継ぎ支援センター等に相談するケースが多いように思います。

3. 重要なのは情報管理と公表のタイミング

　M&A全体を通じて特に重要な視点は情報管理です。つまり、準備段階を含め、

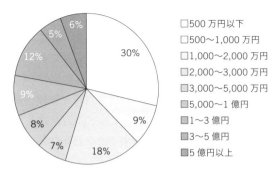

□ 500 万円以下	
□ 500～1,000 万円	
□ 1,000～2,000 万円	
□ 2,000～3,000 万円	
□ 3,000～5,000 万円	
■ 5,000～1 億円	
■ 1～3 億円	
■ 3～5 億円	
■ 5 億円以上	

(注)2018 年度の成約案件について、民間 M&A 仲介業者及び事業承継・引継ぎ支援センターへの
アンケート結果を集計

図5｜中小M＆Aの譲渡価格
〈出典〉中小企業庁：中小 PMI ガイドライン　中小 M&A を成功に導くために，p.15.

情報を関係者（従業員・同業者等）に一切漏らさないことです。顧問税理士等、守秘義務のある相手には相談しても問題ありません。というより、そうした専門家に相談しないと話は進みません。

　一方で、経営者が M&A を検討していることが関係者に漏れると、「経営不振なのではないか」「法人が乗っ取られる」といった、あらぬ誤解や混乱を招きかねず、不信感につながるリスクがあります。そのため、公表は売り手と買い手の両者が話し合い、最適と思うタイミングと順序（一斉に公表する必要はない）で行う必要があります。

　もっとも公表のタイミング等は法人の状況によって異なるため、慎重に検討しなければなりません。タイミングが悪かったばかりに不信感を招いて大量離職につながってしまうと、事業承継そのものが破綻することもあり得ます。

　M&A は準備期間から完了まで、およそ半年から 1 年程度はかかります。2、3 カ月で完了するとなると相当なスピード感が求められますし、確認事項や交渉内容が多ければ 1 年以上かかることも珍しくありません。

M&A および PMI のプロセス

＊5
Due Diligence(デューディリジェンス)：Due（当然の、正当な）Diligence（精励、努力）という意味

　M&A の準備段階（トップ面談前）から終結となるクロージングまでの一連の流れを図 6 に示します[14]。ここで特に重要なプロセスが Due Diligence ＊5（以下：DD）です。DD とは、対象法人（売り手）の各種リスク等を精査する作業のことで、一般的に買い手側が各専門家等へ依頼します。内容としては、公認会計士による資産・負債等に関する財務調査（財務 DD）、弁護士による株式・契約内容等に関する法務調査（法務 DD）等です。なお、訪問看護ステーションにおいては、行政への届出書類等の提出や管理が適正になされているかといった事業 DD が実施されることが特徴といえます。

　このような各種 DD を踏まえた検討を経て最終的な株式の譲渡価格が決定され、最終契約を締結した後、クロージング（最終契約の決済）となります。

　もう 1 つ、重要となる作業が Post Merger Integration（以下：PMI）です。PMI

- **PMI は、M&A プロセスと並行して検討を開始し、M&A 成立後の集中実施期を経て数年単位で取り組む継続的な活動である**

PMI プロセスの位置づけ

一般的に、PMI では、M &A 成立後初日（DAY.1 と呼ばれる）から一定期間に集中的に行われる統合作業（**3**）を指すことが多い。

しかし、M&A 成立後に円滑に PMI プロセスへ移行するためには、**M&A 成立前から PMI に向けた準備を進めることが重要になる（1 2）。**

また、中小 PMI は、財務的な成果を早期に実現することよりも、統合によって事業の継続や、**中長期にわたる持続的な成長を目的として数年単位で継続的に取り組むべき活動である**（**4**）。

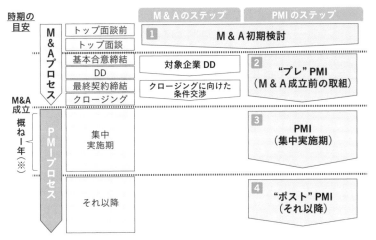

図6｜中小PMIの全体像
〈出典〉中小企業庁：中小 PMI ガイドライン　中小 M&A を成功に導くために, p.18.
https://www.chusho.meti.go.jp/zaimu/shoukei/download/pmi_guideline.pdf

とは M&A 成立後に行われる統合に向けた作業であり、「経営統合」「信頼関係構築」「業務統合」の３つの領域から展開されます。例えば、法人を譲った後も創業者であった前経営者がしばらく（数年程度）法人内に残る等により、旧法人のよいところを承継しつつ新法人の経営理念等を取り入れ、事業を運営面等からも統合・発展させていく作業です。

　ほとんどのスタッフや利用者等は情報管理の観点から M&A のクロージング直前等に経営者交代の事実を告げられます。そこから短期間で経営者が退職して体制も刷新するといった急転換が生じると、組織として機能不全に陥ったり、信用力が低下したりといった事態を招きかねません。PMI はそうしたリスクを避けるために、買い手・売り手のみならず法人を取り巻く関係者全体によい影響を与えるように努めると同時に、事業の発展につなげるための重要な取り組みといえます。

　中小企業白書によれば、M&A における売り手側の心配事として「相手先従業員等の理解が得られるか不安がある」「期待する効果が得られるかよくわからない」「仲介などの手数料が高い」、重視したこととして「従業員の雇用維持」「売却価格」「会社や事業のさらなる発展」が挙げられています[15]。

　人の命に限りがある以上、経営者自身が永遠に事業を行うことはできません。

しかし、法人は（倒産等がなければ）100 年でも 200 年でも事業の継続が可能です。これは、地域で重要な役割を担う訪問看護ステーションの開設には個人開業を認めず、法人でなければならない根拠の 1 つともいえます。自分が立ち上げて発展させてきた訪問看護ステーションも、いつかは誰かにバトンを渡さなければならないときが来ます。その際に悔いなく納得して後継者に引き継ぐことができれば何よりと思います。

そのためには、十分な事前準備や時間が必要です。経営者にとって事業承継は、恐らく一生に一度の、そして最後の大仕事になります。時間をかけすぎて後悔することはないでしょう。筆者の経験上、「もっと事前に準備をしておけばよかった」と時間に追われるケースのほうが少なくありません。

2000 年に介護保険制度が始まってから早いもので 20 年以上経ちました。当時 40 代であった経営者も 60 代になっています。今後も訪問看護という事業全体が発展していくためには、事業承継は避けては通れない課題と感じています。本稿が円滑な事業承継の一助となれば幸いです。

引用文献

1）中小企業庁：中小企業・小規模事業者の数（2016 年 6 月時点）の集計結果を公表します.
　https://www.chusho.meti.go.jp/koukai/chousa/chu_kigyocnt/2018/181130chukigyocnt.html［2023.12.12 確認］
2）帝国データバンク：全国「社長年齢」分析調査（2021 年）.
　https://www.tdb.co.jp/report/watching/press/p220301.html［2023.12.12 確認］
3）中小企業庁：経営者のための事業承継マニュアル, p.6, 2017.
　https://www.chusho.meti.go.jp/zaimu/shoukei/2017/170410shoukei.pdf［2023.12.12 確認］
4）中小企業庁：中小 M&A ガイドライン（第二版）　第三者への円滑な事業引継ぎに向けて, p.14.
　https://www.chusho.meti.go.jp/zaimu/shoukei/download/m_and_a_guideline.pdf［2023.12.15 確認］
5）中小企業庁：2021 年版中小企業白書.
　https://www.chusho.meti.go.jp/pamflet/hakusyo/index.html［2023.12.12 確認］
6）前掲 5）.
7）中小企業庁：事業継承ガイドライン 20 問 20 答.
　https://www.chusho.meti.go.jp/zaimu/shoukei/download/shokei20_all.pdf［2023.12.15 確認］
8）経済産業省：エクイティ・ファイナンスに関する基礎知識, p.5.
　https://www.chusho.meti.go.jp/kinyu/shikinguri/equityfinance/download/002.pdf［2023.12.12 確認］
9）中小企業庁：経営承継円滑化法申請マニュアル, p.1.
　https://www.chusho.meti.go.jp/zaimu/shoukei/shoukei_enkatsu_zouyo_souzoku/manual_1.pdf［2023.12.12 確認］
10）税務署：非上場株式等についての贈与税・相続税の納税猶予・免除（法人版事業承継税制）のあらまし, p.1.
　https://www.nta.go.jp/publication/pamph/pdf/0021005-083_01.pdf［2023.12.12 確認］
11）前掲 9）.
12）前掲 10）, p.3.
13）中小企業庁：中小 PMI ガイドライン　中小 M&A を成功に導くために, p.15.
　https://www.chusho.meti.go.jp/zaimu/shoukei/download/pmi_guideline.pdf［2023.12.12 確認］
14）前掲 13）, p.18.
15）前掲 5）.

参考文献

・中小企業庁：財務サポート　「事業承継」.
　https://www.chusho.meti.go.jp/zaimu/shoukei/index.html［2023.12.12 確認］
・国税庁：法人版事業承継税制.
　https://www.nta.go.jp/publication/pamph/jigyo-shokei/houjin.htm［2023.12.12 確認］
・独立行政法人中小企業基盤整備機構：事業承継・引継ぎ支援センター.
　https://shoukei.smrj.go.jp/［2023.12.12 確認］

渡邉 尚之

株式会社渡邉経営／渡邉会計事務所 代表
公認会計士／税理士／看護師

看護師として救命救急病棟や精神科急性期治療病棟等を経験。看護師時代に簿記に出会ったことをきっかけに経営・会計の世界に関心を持ち、公認会計士・税理士となる。その後、医療・福祉・介護事業に特化した会計事務所・コンサルティング会社勤務を経て横浜市にて独立開業。株式会社のみならず、医療法人、社会福祉法人、一般社団法人等の経営支援・税務顧問・公認会計士監査等を行う。
「看護師の経営参画」を活動テーマに掲げ、全国各地の看護協会研修等では、数字に苦手意識を持つ看護管理者でも経営に関心を持ち、さらに、数字を使って考えたくなる経営・財務の講義を実践している。

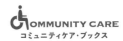

COMMUNITY CARE
コミュニティケア・ブックス

訪問看護ステーションの経営管理

2024 年 4 月 20 日　第 1 版第 1 刷印刷　　　　　　　　　　〈検印省略〉

著者

渡邉尚之

発行

株式会社 日本看護協会出版会

〒 150-0001 東京都渋谷区神宮前 5-8-2 日本看護協会ビル 4 階
〈注文・問合せ / 書店窓口〉TEL 0436-23-3271　FAX 0436-23-3272
〈編集〉TEL 03-5319-7171
〈ウェブサイト〉https://www.jnapc.co.jp

装丁

齋藤久美子

印刷

壮光舎印刷株式会社

訪問看護 におすすめの書籍！

訪問看護業務におけるICT（情報通信技術）導入・活用の入門書！

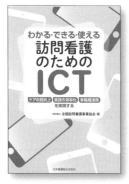

わかる・できる・使える 訪問看護のためのICT

ケアの質向上／業務の効率化／多職種連携を実現する

- 編：一般社団法人全国訪問看護事業協会
- ●B5判／142ページ
- ●定価2,090円
  （本体1,900円＋税10%）

ISBN978-4-8180-2175-4

法的責任から事故事例の分析、職員研修会の開催まで、広く解説

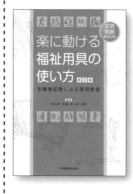

訪問看護の安全対策 第3版

マニュアルの作成とヒヤリハット報告書の活用

- 編：一般社団法人 全国訪問看護事業協会
- ●B5判／288ページ
- ●定価3,080円
  （本体2,800円＋税10%）

ISBN978-4-8180-2067-2

「災害対策マニュアル」が作成できるように構成 災害に強い訪問看護ステーションに！

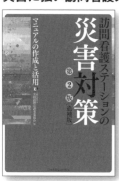

訪問看護ステーションの災害対策 第2版 追補版

マニュアルの作成と活用

- 編：一般社団法人 全国訪問看護事業協会
- ●B5判／200ページ
- ●定価3,300円
  （本体3,000円＋税10%）

ISBN 978-4-8180-2359-8

利用者の生活の幅を広げる福祉用具の使い方を体の動きに合わせて解説

楽に動ける福祉用具の使い方 第2版

多職種協働による環境整備

- 編：窪田静・栄健一郎・樋口由美
- ●B5判／184ページ
- ●定価2,860円
  （本体2,600円＋税10%）

ISBN978-4-8180-2179-2

すべてのステーションにとっての必備書 最新情報を収載してリニューアル！

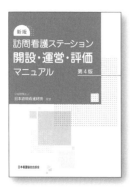

新版 訪問看護ステーション開設・運営・評価マニュアル 第4版

- 監修：公益財団法人 日本訪問看護財団
- ●B5判／412ページ
- ●定価4,840円
  （本体4,400円＋税10%）

ISBN978-4-8180-2354-3

利用者・家族や関係職種・機関とスタッフのマネジメントに関する最新知識を凝縮！

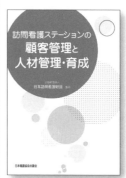

訪問看護ステーションの顧客管理と人材管理・育成

- 監修：公益財団法人 日本訪問看護財団
- ●B5版／244ページ
- ●定価3,960円
  （本体3,600円＋税10%）

ISBN978-4-8180-2599-8

 日本看護協会出版会 〒112-0014 東京都文京区関口2-3-1
（営業部）TEL：03-5319-8018／FAX：03-5319-7213

コールセンター（ご注文） TEL.0436-23-3271 FAX.0436-23-3272

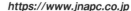 https://www.jnapc.co.jp

X（旧 Twitter）@HPjnapc